5G+

智慧医疗

赋能医疗产业数字化转型

姜娓娓　胡松钰◎编著

U0286286

人民邮电出版社

北京

图书在版编目（CIP）数据

5G+智慧医疗：赋能医疗产业数字化转型 / 姜娓娓，
胡松钰编著. -- 北京：人民邮电出版社，2023.1
（5G产业赋能丛书）
ISBN 978-7-115-60362-3

Ⅰ．①5… Ⅱ．①姜… ②胡… Ⅲ．①第五代移动通信
系统－应用－医疗卫生服务－研究 Ⅳ．①R197.1-39

中国版本图书馆CIP数据核字（2022）第204046号

内 容 提 要

本书立足于当前我国智慧医疗产业的发展现状与前沿趋势，系统梳理智慧医疗的发展历程和发展模式，全面阐述 5G、物联网、大数据、云计算等新兴技术在医疗、健康、养老产业中的应用场景与实现路径，对远程医疗、智慧医疗、AI 医疗、医疗大数据、医疗物联网、智慧养老等方面进行了深度剖析与探索，试图描绘智慧医疗生态体系框架，为促进我国医疗产业数字化转型、全面推进"健康中国"建设提供有益的理论依据及实践参考。

本书适合医疗卫生行业从业者阅读参考，也可以作为高等学校医疗相关专业的参考用书。

◆ 编　著　姜娓娓　胡松钰
　　责任编辑　张　迪
　　责任印制　马振武
◆ 人民邮电出版社出版发行　　北京市丰台区成寿寺路 11 号
　　邮编　100164　电子邮件　315@ptpress.com.cn
　　网址　https://www.ptpress.com.cn
　　固安县铭成印刷有限公司印刷
◆ 开本：700×1000　1/16
　　印张：15.25　　　　　　　2023 年 1 月第 1 版
　　字数：224 千字　　　　　2023 年 1 月河北第 1 次印刷

定价：69.80 元

读者服务热线：(010)81055493　印装质量热线：(010)81055316
反盗版热线：(010)81055315

前言

■Foreword

　　国家卫生健康委员会发布的《2021 年我国卫生健康事业发展统计公报》显示，2021 年全国医院总数为 36570 个，其中三级甲等医院（国内医院的最高级别）仅有 1651 个，而且大多分布在经济比较发达的城市。患者想要获得优质的医疗服务，不得不奔波前往这类能够提供更高水平的医疗卫生服务的医院。这一方面导致大医院人满为患，基层医院门可罗雀；另一方面，由于此类医院的优质医疗资源有限，无力接待过多的患者，自然无法带给患者理想的就医体验，容易导致医患关系紧张。想要解决这些问题，我国的医疗行业必须进行改革，目前可行的改革路径是借助 5G、人工智能、物联网（Internet of Things，IoT）等技术，共同推动智慧医疗落地。

　　以 5G 为依托的智慧医疗以医院现有的人力资源与医疗设备为基础，借助高速率、低时延、广连接的 5G 网络为患者提供实时、远程、高移动性、数字化的医疗服务，切实提高医疗效率与病情诊断的准确率，并推动医疗资源下沉，切实解决我国医疗资源分布不均，居民看病难、看病贵，医疗效率不高、质量欠佳等问题，带给患者优质的就医体验，提高医院的运营效率，降低运营成本。同时，借助先进的物联网等技术，患者与医护人员、医疗机构、医疗设备可以展开良好的互动，改变过去以疾病治疗为主的传统治疗模式，满足人们预防性、个性化的医疗需求。

　　智慧医疗的落地将为医疗行业改革带来广阔的空间。例如，在智慧医疗环境中，医院可以对身体健康的个人进行基因检测，发现基因缺陷，尽早提示健康风险；医院可以借助医疗大数据创建病症模型，辅助医生快速、准确地对患者病情做出诊断；医生可以借助纳米级智能手术机器人对患者开展精准无创手术；慢性病患者可以借助人工智能家庭医生进行日常护理；偏远地区的患者可以借助远程医疗在家享受优质的医疗服务……但智慧医疗是建立在各种技术基础之上的，例如远程医疗、远程手术对网络传输速率有很高的要求，传统的移动通信网络很难满足这一要求，因此，智慧医疗建设与5G、物联网等先进技术相结合势在必行。

我国利用5G助力智慧医疗落地有着天然的优势。2019年6月，中国电信、中国移动、中国联通和中国广电获得工业和信息化部颁发的5G商用牌照，标志着我国正式进入5G时代。根据工业和信息化部发布的数据，截至2021年年底，我国累计建成并开通5G基站142.5万座，建成全球最大的5G网络，覆盖所有地级市城区、超过98%的县城城区和80%的乡镇镇区。据中国信息通信研究院实测，我国5G用户的平均下行数据速率超过500Mbit/s，数据传输时延缩短至1~10ms，使很多在4G网络环境下无法实现的医疗场景有了实现的可能，例如远程手术、高清视频远程会诊、远程医疗教学、AI辅助诊断等，为智慧医疗的发展带来了新机遇。

除了快速发展的5G技术的支持，为了加快智慧医疗建设，我国的政府部门出台了很多政策。2018年4月，国家卫生健康委员会发布《全国医院信息化建设标准与规范（试行）》，对未来5~10年我国医疗行业的信息化建设提出了要求；国务院办公厅印发《关于促进"互联网＋医疗健康"发展的意见》，对"互联网＋"医疗服务、公共卫生服务、家庭医生、药品供应保障、医疗保障结算服务、医学教育和科普服务、人工智能应用服务等做出指示，要求医疗行业尽快实现医疗信息的互通共享，建立健全"互联网＋医疗健康"标准体系。

在2020年3月国家发展和改革委员会与工业和信息化部联合印发的《关于组织实施2020年新型基础设施建设工程（宽带网络和5G领域）的通知》中，"面向重大公共卫生突发事件的5G智慧医疗系统建设"被列为重点事项。除了国家层面的政策，一些省市也围绕"5G＋智慧医疗"发布了利好政策。在政策与技术的双重支持下，一批5G医疗应用示范项目落地，一些医院开始尝试远程诊疗、远程急救、远程超声、远程慢性病管理、远程教学等实践，不断积累经验，为智慧医疗、远程医疗的推广应用奠定良好的基础。

　　本书立足于我国医疗体系变革的大背景，从技术架构与实际应用两个层面出发，结合医疗机构与领军企业的实践成果，从5G+智慧医疗、智慧医院、AI医疗、大数据医疗、区块链医疗、数字孪生医疗、医疗机器人7个维度，对以5G、物联网、人工智能等先进技术为依托的、面向未来的智慧医疗进行了全方位探究。

　　本书对智慧医疗产业的阐述，与诸多实际应用案例相结合，并辅之以通俗易懂的语言，极大地降低了理解难度，不仅适合医疗行业的管理者、相关科技企业的从业者阅读，也适合对智慧医疗感兴趣的普通读者阅读。

作者

2022 年 11 月

目录
■ Contents

第一部分

5G+ 智慧医疗

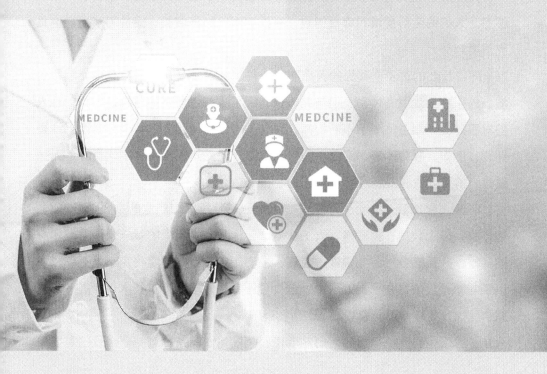

第1章　智慧医疗：科技赋能医疗产业变革

 智慧医疗模式的创新与变革

医疗事业是推动国家社会经济发展的重要领域之一，其高质量发展不仅能够提升人们的生活质量和幸福指数，对推动国民经济增长、促进国家强盛也具有重要意义。

随着社会的进步，我国的医疗事业取得了长足发展，目前已经建立起覆盖城乡的医疗卫生服务体系。但与此同时，我国人口老龄化问题日益加剧，且人们对医疗健康服务的要求不断提高，现有的医疗卫生服务体系逐渐暴露出许多问题，例如，服务体系不完善、医疗卫生资源总量不足且分布不均衡等，无法适应当前社会快速发展的要求。

在这一背景下，推动医疗模式变革成为现阶段医疗产业的主要任务之一。近年来，以大数据、物联网、人工智能、云计算等为代表的新一代信息技术突飞猛进，并且在各行各业中深入应用，推动了各领域的智慧化变革。医疗行业也正与新一代信息技术加速融合，催生了一系列新模式、新技术、新服务，使整个医疗行业逐渐迈入智慧医疗的新发展阶段。

智慧医疗建设能够满足人们对现代医疗的需求，是智慧城市建设的重要环节，也是落实"健康中国"战略的重要途径。智慧医疗能够为人们带来便捷、智能、高效的医疗服务体验，还可以为人们提供个性化、精细化的健康管理服务，从而提升人们的生活质量，推动社会和谐发展。

智慧医疗的概念与特征

智慧医疗是利用人工智能、物联网、大数据、数据融合等先进技术，推动医疗服务体系、医疗流程、医疗设备等的数字化、智能化变革，促进医疗资源共享，提升医疗服务质量，实现医疗领域的信息化发展。

智慧医疗的关键特征如图 1-1 所示。

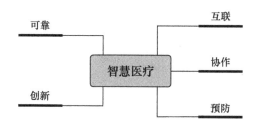

图 1-1　智慧医疗的关键特征

- **可靠**：医生可以通过分析医疗数据来实现精准的疾病诊断。

- **创新**：新一代信息技术的应用可以实现医疗流程、医疗管理、医疗服务体系的创新。

- **互联**：在智慧医疗模式下，医院内各部门、各系统、各医疗流程之间是互联互通的，各级医院之间也可以通过网络连接，使医生经授权后能够便捷地查阅患者的诊疗信息。

- **协作**：智慧医疗模式下的医疗信息是可以共享的，智慧医院内各个部门可借助医疗专用网络，基于共享数据实现良好的沟通和协作。

- **预防**：医护人员可以通过对患者健康信息的分析来预测可能出现的疾病，并提供健康管理建议；同时，医护人员也可以实时分析医疗流程数据，预测可能发生的医疗事件，提前做好防范措施。

智慧医疗模式的创新

智慧医疗作为现代医疗产业发展的新模式，旨在高效、快速地响应多样化的医疗卫生需求。现阶段，我国智慧医疗尽管处于起步阶段，但得益于新一代信息技术的快速进步，发展形势一片大好，并且已经实现了部分领域的信息化变革，例如电子病历系统、可穿戴医疗设备等。智慧医疗模式的创新如图1-2所示。

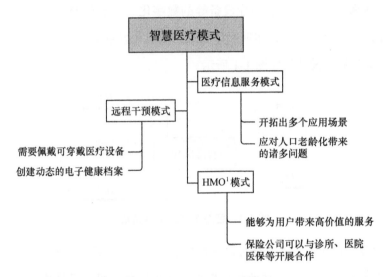

注：1.HMO（Health Maintenance Organization，健康维护组织）。

图 1-2　智慧医疗模式的创新

（1）医疗信息服务模式

医疗信息服务模式是指医院或其他医疗机构通过广泛收集及整合权威的医疗知识资源，创建医疗知识信息体系，从而为人们提供专业的医疗知识服务，并采取一定的引流手段吸引用户，使用户入驻后可以享受医院或医疗机构提供的各类线下医疗服务。

现阶段，我国的医疗信息服务模式处于快速发展阶段，并且已经开辟出多个应用场景，例如，可穿戴设备应用、在线问诊应用、远程医疗应用、医药电商应用等，这些应用能够有效地提升诊疗效率，为患者提供便捷的医疗服务体验。

此外，医疗信息服务模式可以有效应对人口老龄化带来的诸多问题。例如，医疗信息服务机构可以与社区医院开展合作，为人们打造线上线下融合的服务体系，人们可以通过线上平台进行自我健康管理，也可以通过社区医院享受线下医疗服务。

（2）远程干预模式

远程干预模式是指医生或健康管理师等专业人员借助 5G 网络对慢性病患者的身体状况进行远程监测和干预，以尽可能避免患者病情加剧，从而减少慢性病对患者日常生活的影响。在具体应用中，患者需要佩戴可穿戴医疗设备，例如，血糖仪、血压器、心率监测仪等，这些设备可以对患者的身体指标数据进行实时监测和收集，并将其上传至云平台中，创建动态的电子健康档案。

医生或健康管理师等专业人员可以实时查看患者的电子健康档案，并对数据进行动态分析。一方面，医生或健康管理师可以评估和预测患者的身体状况，并提出健康管理建议，以进行远程健康干预，而患者也可以通过手机 App 实时了解自己的身体状况，查询医生的健康管理建议等；另一方面，当患者的身体指标出现异常时，医生可以根据患者的具体情况远程通知其家人或帮助其报警，并通过数据分析明确病理，为其提供专业、精准、个性化的治疗方案。

远程医疗模式可以促进优质的医疗资源下沉，最大限度地发挥医疗资源的价值，优化医疗服务，提升医疗效率，提升人们的就医体验。

（3）HMO 模式

HMO 模式诞生于美国，旨在通过医疗机构、医疗保险公司及政府机构等的紧密结合，对医疗资源进行整合协调，结合用户的健康维护需求，为用户提供合理、个性化、预防性的医疗保健服务。目前很多发达国家或地区已经在医疗领域中推广这一模式。

HMO 模式的核心优势在于其能够为用户带来高价值的服务，例如，稀缺的医疗资源、先进的医疗手段等。现阶段，我国很多城市也在推行 HMO 模式，例如，北京设立的全科诊所网络，可以为用户提供全科的医疗服务，并能够为用户提供特定专科咨询、健康检查等服务，从而全面保障用户的健康。

此外，在 HMO 模式中，保险公司也可以与诊所、医院等开展合作，基于先进的医疗资源和用户的健康管理需求，为用户提供个性化的健康保险产品，降低用户的健康管理成本，实现高效、全方位的健康管理。

智慧医疗系统的主要构成

现阶段，我国的公共医疗管理体系尚不完善，公共医疗事业的发展也存在诸多问题，无法有效满足居民个性化的医疗需求，不利于社会和谐发展。例如，我国的医疗信息系统仍较为闭塞，医疗资源分布不均衡，且缺乏完善的医疗监督机制，这导致很多地区的大医院和基层医院之间的诊疗水平差异较大，从而出现"大医院人满为患、基层医院无人问津"的现象。现阶段的医疗问题大致可以概括为"医疗效率不高、医疗服务欠佳、看病难、看病贵"，这些问题严重制约了我国医疗事业的发展。

要想根治这些医疗问题，需要转变医疗发展模式。在数字化时代的背景下，我们可以将新一代信息技术融入医疗健康领域，推动医院各部门、系统、医疗流程向智能化、高效化的方向转变，为患者提供安全、便捷、优质的医疗服务，实现智慧医疗。

智慧医疗的概念框架

智慧医疗作为新时代医疗卫生事业发展的新模式，其概念框架从技术角度来看主要可以分为 5 个层面，即基础环境、基础数据库、软件基础平台及数据交换平台、综合应用及其服务体系、保障体系。智慧医疗的概念框架如图 1-3 所示。

（1）基础环境

基础环境包括公共卫生专网、卫生数据中心、卫生基础设施等。其中，公共卫生专网可以实现智慧医院与政府信息网的互联互通；卫生数据中心可以保障卫生基础数据的安全，同时为各类智能化医疗应用系统的运行提供数据支撑。

（2）基础数据库

基础数据库包括检验数据库、影像数据库、医疗人员数据库、居民健康档案数据库、药品目录数据库、医疗设备数据库六大部分，这是智慧医疗框架体系的重要基础。

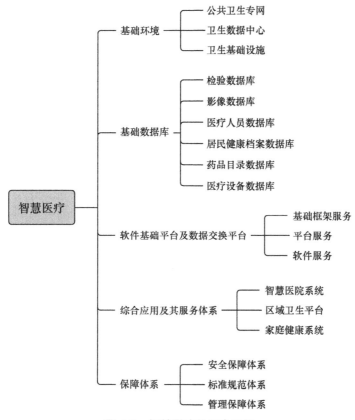

图 1-3　智慧医疗的概念框架

（3）软件基础平台及数据交换平台

软件基础平台及数据交换平台部分可以提供基础框架服务、平台服务和软件服务 3 个层面的服务。其中，基础框架服务部分包括网络资源、虚拟优化服务器和存储服务器；平台服务部分包括数据库服务器、门户服务器、应用服务器等各种中间服务器，为数据处理、数据交换、数据应用等环节提供载体；软件服务部分直接连接外部终端，为用户提供便捷的医疗服务。

（4）综合应用及其服务体系

综合应用及其服务体系包括智慧医院系统、区域卫生平台和家庭健康系统 3

个部分，是智慧医疗的核心应用部分，为医护人员和居民提供相应的智能化服务。

（5）保障体系

保障体系包括安全保障体系、标准规范体系和管理保障体系三大体系。安全保障体系可以保障卫生数据、技术、卫生专用网的安全；标准规范体系可以保障系统安全运行；管理保障体系可以实现智慧医院安全、高效管理。三大体系协同运作，全方位保障智慧医疗安全、有序、高效运行。

智慧医疗的主要构成

具体来看，智慧医疗主要由智慧医院系统、区域卫生系统和家庭健康系统3个部分构成。智慧医疗的主要构成如图1-4所示。

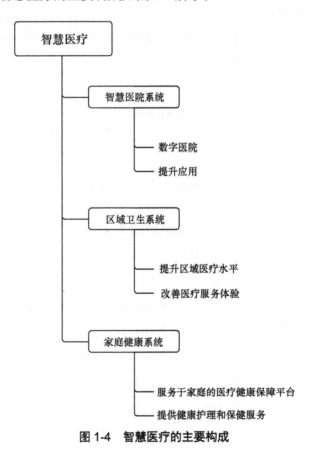

图1-4　智慧医疗的主要构成

（1）智慧医院系统

智慧医院系统通常包括数字医院和提升应用两个部分。

数字医院主要由 4 个部分组成，即医院信息系统（Hospital Information System，HIS）、实验室信息管理系统（Laboratory Information Management System，LIS）、影像存档与传输系统（Picture Archiving and Communication Systems，PACS）、医生工作站。这 4 个部分能够通过 5G 网络对患者诊疗信息和医院管理信息进行全面收集、存储、处理、交换、应用，并且这 4 个部分之间能够实现高效协同和数据共享。其中，医生工作站是一个涵盖所有医疗环节的工作平台。依托这一平台，医生可以高效、准确地完成各种医疗操作，包括患者接诊、检查、诊断、治疗、手术、出院、病案生成等。

提升应用是指在建设数字医院的过程中，对各种新技术进行合理应用，以提升医疗服务水平。提升应用的相应案例如下所述。

- 远程探视可以支持探访者通过网络远程看望患者，不需要二者直接接触，从而提升探视效率，同时避免疾病蔓延。
- 远程会诊能够支持医生和患者远距离"面对面"互动，提升诊疗效率，促进医疗资源共享。
- 自动报警技术可以实时监控患者的身体指标数据，并自动与标准值进行比对，当出现数据异常时，会自动报警，通知患者和医护人员，提升护理效率，降低护理成本。
- 临床决策系统可以智能分析患者的病情，并辅助医生制定合理有效的治疗方案。
- 智慧处方能够对患者的病史、用药史、过敏史等数据进行精准分析，结合患者当前的病症特点开具处方，同时准确地记录处方变更的相关信息。

（2）区域卫生系统

区域卫生系统是指对一定区域内的医院、医疗科研机构、卫生监督部门、社区等主体所记录和存储的全部医疗卫生信息进行收集、整合、处理、共享和应用的平台。

建设区域卫生系统的目的是提升区域医疗水平和人们的医疗服务体验。在5G时代，区域卫生系统可以利用大数据、人工智能、云计算等先进技术对区域内的医疗信息进行分析，评估各类疾病的危险度，并根据个体的身体素质、工作生活习惯等制订专属的危险因素干预计划，从而实现疾病预防和控制，提升人们的生活质量。区域卫生系统相关应用如下。

- 社区医疗服务系统可以为居民提供基本的治疗和护理服务，包括普通疾病的治疗、慢性病的社区护理、重症疾病向上转诊、恢复转诊接收等。
- 科研机构管理系统主要是对各类医疗卫生科研机构的信息和活动进行综合管理，例如病理研究、临床试验、药品研制、医疗设备研发等，保证区域内医疗科研活动的规范化执行。

（3）家庭健康系统

家庭健康系统是指服务于家庭的医疗健康保障平台，能够为家庭成员提供细致的健康护理和保健服务，例如，远程照护慢性病患者及老幼患者，智能监测残障人士、传染病患者等特殊人群的身体状况，自动提醒患者药物的服用时间、数量、禁忌等。

智慧医疗的应用优势与价值

智慧医疗是新一代信息技术与医疗领域结合的产物，是智能化时代下的一种新型医疗模式，是医疗健康事业发展的新阶段，同样也是智慧社会的重要组成部分。有序、合理的智慧医疗建设能够提升医疗服务水平和效率，促进医疗资源均衡配置，从而为人们提供有力的医疗保障。

随着新一代信息技术的持续进步，智慧医疗建设进程也在不断加快，这对大众健康、医疗产业发展乃至社会进步具有重要的意义。下面我们围绕智慧医疗的应用优势与价值展开详细阐述。智慧医疗的应用优势与价值如图 1-5 所示。

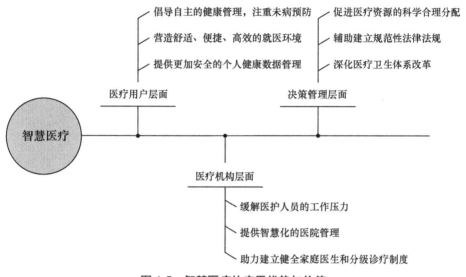

图 1-5　智慧医疗的应用优势与价值

医疗用户层面

对医疗用户而言，智慧医疗能够强化人们的健康管理意识，帮助个体实现自主健康管理，同时还可以为人们提供更加舒适、便捷的就医环境，提升人们的就医体验。此外，智慧医疗还能保障个人健康数据的安全。

（1）倡导自主的健康管理，注重未病预防

智慧医疗可以通过智能可穿戴设备对人们的各项身体指标进行实时监测，在某些指标出现异常时及时发出提醒，并为其提供合适的健康管理指导，例如饮食、作息、运动等方面的指导，从而实现疾病预防。此外，现阶段我国的医疗人力、资源和设备较为紧缺，无法为人们提供全方位、细致化的医疗服务，而人们通过自主健康管理，能够大幅降低对医疗资源的依赖和需求，从而优化医疗资源配置。

（2）营造舒适、便捷、高效的就医环境

智慧医疗可以为人们提供健康服务 App、医院小程序、导诊机器人等便捷的医疗途径，为患者提供舒适、便捷、高效的就医环境，快速完成就诊流程，提升患者的就医体验。例如，患者在门诊可以借助医疗小程序或 App 等进行网上预约挂号、就诊费用线上支付、体检化验报告单线上查询等操作；患者在住院部可以通过微信随时随地缴纳住院费用，也可以借助医院小程序查看自身专属的检查报告、手术安排、康复计划等；患者在停车场可以凭微信上的进出码随意进出医院，也可以通过微信一键支付停车费。

（3）提供更加安全的个人健康数据管理

基于医疗大数据的智慧医疗会存储和使用规模庞大的健康数据，这些数据必定会涉及人们的隐私信息，这对数据安全提出了更高的要求。智慧医疗同样可以借助医疗专网、区块链技术、智能标识解析体系、数据一体化管理系统等工具，强化数据隐私安全保护。此外，智能医疗还会在收集数据的同时，不断宣传数据安全的重要性，强化人们的隐私保护意识，使人们能够主动保护自己的隐私信息，从而进一步提升个人健康数据的安全性。

医疗机构层面

对医疗机构来讲，智慧医疗能够实现智能化、自动化、精细化的医院管理，从而推动医疗资源优化配置，缓解医护人员的工作压力，同时可以创建完善的家庭医生制度和分级诊疗制度等。

（1）缓解医护人员的工作压力

智慧医疗建设离不开人工智能、物联网、大数据等新一代信息技术的支持，新技术的应用能够推动医疗体系、医疗模式的变革，简化医疗流程，促进医疗信息互联互通，实现医疗自动化、智能化，例如，自动接诊、自动排号等。如此一来，医护人员便可以从烦琐的、重复性强的、基础性的工作中脱离出来，并且智能化的医疗设备可以辅助医生开展疾病诊断和治疗工作，从而大幅减轻医护人员的压力。

（2）提供智慧化的医院管理

在智慧医疗模式下，得益于物联网技术的支持，医院内全要素之间可以实现实时互联，连接各个部门、系统、设备及医护人员和患者等。同时，医院可以借助新一代信息技术创建数字化的统一管理平台，依托平台进行海量医疗数据的收集、存储、处理和应用，从而实现数据驱动的自动化、智能化、精细化及安全高效的医院管理。此外，在智慧医院运行的过程中，医疗数据规模持续扩大，在这种情况下可以持续完善和提升核心算法，培养和提升智慧医院的自我思考和自主执行能力，进一步提升医院管理的效率和智能化水平。

（3）助力建立健全家庭医生和分级诊疗制度

家庭医生是指依据国家政策为居民和家庭提供基本医疗卫生服务的全科医生。家庭医生制度是指居民、家庭与具备家庭医生条件的医生签订合约，从而为居民、家庭提供稳定卫生服务的系统。分级诊疗制度是指按照疾病的轻重缓急和治疗的难易程度对病症进行分级，以实现专业化医疗。

智慧医疗的建设能够促进医疗信息的互联共享，从而推进家庭医生和分级诊疗制度的建立和完善，实现医疗人力和医疗资源的优化配置，提升医疗服务水平和效率，缓解看病难、看病贵等问题。

决策管理层面

（1）促进医疗资源的科学合理分配

随着我国城市化建设进程的加快，医疗资源分配不均的问题逐渐加剧，严重制约了城乡医疗事业的均衡发展。智慧医疗建设可以实现医疗信息互联互通，帮助卫生管理部门充分了解乡医疗资源的分配情况，并根据医疗机构和患者的需求优化医疗资源配置，推动优质医疗资源下沉。同时，在新一代信息技术的加持下，远程医疗、远程会诊等技术逐渐普及，突破时空限制，实现医疗资源的远程利用，进一步提升医疗资源配置的公平性。

（2）辅助建立规范性法律法规

现阶段，我国智慧医疗建设工程刚刚起步，尚缺乏完善的、规范的法律法规，且没有成功的经验可以借鉴，因此，决策管理者应当借助物联网技术做好充足的调研，了解智慧医疗建设过程中的问题和需求，借鉴其他行业的智慧化转型经验和国外的智慧医疗建设经验，结合我国医疗行业的发展特点和整体需求，制定科学的顶层设计，并联合相关法律机构建立健全法律体系，用以引导和约束智慧医疗的建设。

（3）深化医疗卫生体系改革

当前的智慧医疗建设主要是推动医疗流程、医疗模式的转变，通常是通过设置电子病历、网上预约挂号、医疗信息化等手段，提升就医效率和患者的就医体验，但这些都是聚焦解决"看病难"的问题，而对于"看病贵"的问题，现阶段尚缺乏有效的措施。因此，卫生管理部门应当从长远发展的角度制定科学的策略，深化医疗卫生改革，全方位解决医疗问题，鼓励智慧医院加强与药企、医疗设备制造商、医疗保险机构等的合作，降低医药、医疗设备的价格，从根本上解决"看病贵"的问题。

 ## 智慧医疗的关键技术支撑体系

现阶段，对于医疗行业来说，数字化、智能化已经成为必然的发展趋势。在物联网、边缘计算等技术的赋能下，智慧医疗行业将实现快速发展，市场规模不断壮大，发展空间异常广阔。

物联网

物联网技术是现代通信技术的一个重要分支，是基于各种先进的识别技术与传感装置，实现人与人、人与物、物与物的泛在连接，从而提升工作效率，并实现物品和过程的智能化管理。

医疗健康物联网是指将物联网相关技术应用于医疗健康领域，让设备、环境、医护人员、患者及健康管理者之间全方位连接，借助各类先进的信息技术对海量医疗数据进行收集、整合、分析、处理、应用、管理和共享，以数据为引擎，全面推动医疗健康事业的信息化发展，为患者提供高效、便捷、智能化、个性化的医疗健康服务。

现阶段，医疗健康物联网主要有以下两个应用方向。

- **智慧医院：**医疗健康物联网基于互联互通的网络、系统和设备，能够打造自动化的医疗流程，规范诊疗行为，提升医疗效率，降低医疗风险。同时，医疗健康物联网可以通过对数据的分析，掌握各个医疗部门的接诊情况及医疗资源配置情况等，整合医疗资源并进行优化配置，实现智慧化的医疗服务。具体来看，智慧医院包括电子病历、患者身份自动识别、患者身体指标自动采集、移动诊疗、移动查房和护理、医疗机器人、医疗物资智能化管理等应用场景。
- **健康管理：**智慧医院可以借助医疗物联网实现与社区、家庭、居民的实时互联，对人们的身体健康状况进行动态监控，并收集人们的医疗需求，结合人们的生活习惯提供个性化的健康管理建议，提升人们的健康管理意识，实现病症精准治疗及未病预防，从而实现全员身体素质提升。健康管理具体包括健康教育、保健卫生知识咨询、妇幼保健、慢性病监护、老年病监护等应用场景。

边缘计算

边缘计算是一种分布式数据处理技术，是指在靠近始发源的一侧依托物联网平台进行数据计算，就近提供服务，提升网络服务效率。也就是说，边缘计算支持客户数据在源头或就近的服务器上处理，从而减轻云端计算的压力，同时快速响应客户的服务需求，提升服务效率。实际上，边缘计算是基于移动计算的一种技术。随着新一代信息技术的发展和应用，计算机组件的体积逐渐缩小，且成本也越来越低，同时物联网设备数量逐渐增多，这为边缘计算提供了优越的应用和发展环境。

在医疗领域，医疗服务的特殊性决定了数据快速响应服务的重要性，这也为边缘计算在医疗领域的应用奠定了基础。在智慧医疗中，边缘计算拥有广泛的应用场景，较为常见的有远程诊疗、边缘协作等。基于边缘计算的远程诊疗能够快速处理患者提供的数据，从而让医生快速、精确地诊断患者的病情。此外，在医疗领域，边缘协作也非常重要，互联互通的边缘节点之间可以通过数据共享实现高效协作，从而实现对某些紧急病情或传染性疾病的控制和治疗。

以新型冠状病毒感染的控制和治疗为例，医院、药房、药企、保险公司、政府等都可以作为边缘节点，各个节点之间通过数据流通共享，医院节点可以将新型冠状病毒肺炎感染症状、感染人数、治疗方案和成本等信息共享给其他节点，其他节点再根据这些信息调整应对策略。药房和药企可以根据共享的数据明确当前医院的药品需求，药房可以合理调整药品采购计划，平衡药品库存，药企可以调整药品生产策略，着重生产当前急需的药品；保险公司可以研发与新型冠状病毒感染相关的保险产品，并根据疫情的严重程度实现精确定价；政府可以及时制定疫情防控政策，防止疫情进一步蔓延。

网络切片

5G 网络切片是在统一的物理网络基础设施上进行切割，分离出多个逻辑独立的虚拟端到端网络，每个虚拟网络的运行互不影响。基于这一特性，5G 网络切片能够灵活应对不同的需求和服务。每个独立的虚拟网络都有自己独特的时延，并且可以实现数据的安全、高速率传输。通常，5G 网络可以根据应用场景的不同分为移动宽带、海量物联网和任务关键性物联网，这 3 类应用场景可以满足多种不同的需求。

智慧医疗的发展离不开数据和技术的支撑，并且会对数据传输速率提出更高的要求，而 5G 网络切片技术恰好可以满足这一要求，并且与智慧医疗的契合度非常高，因此，智慧医院可以利用 5G 网络切片技术进行医疗数据的传输和共享，从而为远程医疗、远程手术等场景提供数据支撑。

人工智能

人工智能技术是新一代信息技术的一个重要领域，是研究和探索利用计算机模拟人的思维、意识和行为的一种新兴的科学技术，并据此研发类似于人脑的智能计算机。现阶段，人工智能的研究方向包括自然语言处理、语言识别、图像识别、专家系统、机器人等。近年来，随着人工智能的持续进步，其在各个行业领域的应用也不断深化，并推动各个行业领域朝着智能化的方向发展。

在医疗健康领域，人工智能技术拥有广阔的应用和创新空间，甚至可以说，智慧医疗的发展主要依赖于人工智能技术的应用。人工智能技术与医疗健康领域的融合，可以实现智能化的医疗流程，包括语音录入病历、健康大数据智能化分析、医疗影像辅助诊断、诊疗智能机器人等。医疗智能化一方面可以提升医疗效率和准确率，为患者提供高效的医疗服务体验；另一方面也可以促进医护人员和医疗资源的优化配置，缓解医护人力不足的问题，减轻医护人员的压力。

VR/AR/MR

虚拟现实技术（Virtual Reality，VR）也被称为虚拟环境或人工环境，是指能够基于现实世界的环境，借助计算机创建一种虚拟世界的技术。在这个虚拟世界中，人们可以像在现实世界中一样进行感知和操作。VR 具有多感知性、沉浸感、交互性、自主性的特征。

增强现实技术（Augmented Reality，AR）是能够无缝地集成现实世界和虚拟世界的一种技术，其原理是精确计算摄影机影像的位置和角度，并将虚拟图像实时、无缝地添加上去，使其能够呈现与人们预想相符却在现实中无法实现的画面。随着信息技术的发展，AR 技术不断进步，并在越来越多的领域中被应用。

混合现实技术（Mixed Reality，MR）实际上是更高阶的虚拟现实技术，其能够合理有序地推进现实场景和虚拟环境的合并与交互，同时打造一个连接现实世界、虚拟世界和用户的桥梁，并支持三者进行信息反馈和动态交互，为用户带来更强烈的沉浸感。

在医疗领域，AR/VR/MR 技术的应用能够支持多种医疗场景的模拟，从而推动医疗技术的升级。现阶段，AR/VR/MR 技术主要在教育培训、康复训练、临床辅助、心理障碍、视力障碍、个性化健身 6 个方面应用较为深入。

例如，AR/VR/MR 技术应用于手术模拟训练或诊疗教育培训中，可以为医生提供沉浸式、可交互的虚拟操作环境，从而提升训练或培训的效果。VR 技术应用于肢体康复训练中，一方面可以提升康复效果，另一方面可以治疗因肢体损伤产生的心理疾病。在具体实践中，患者通过佩戴VR 眼镜和传感器进入虚拟世界，并在虚拟世界中看到和感受到自己的肢体，同时能够控制肢体的活动，从而有效缓解病情。AR 技术可以用于临床辅助，例如辅助诊疗、辅助手术等。

云计算

云计算技术是分布式计算的一个分支，是指通过网络将庞大的数据计算处理程序分解，得到无数个数据计算小程序，在进行大规模的数据处理时，无数个小程序会快速完成数据的计算和处理，再将数据处理结果汇总并回传给用户。云计算技术的主要特征是大规模、虚拟化、灵活性、可靠性、扩展性及按需部署，其应用能够实现数据处理速率的颠覆式升级。

云计算技术应用于医疗健康领域，可以实现海量医疗数据的收集、存储、处理和应用。云计算技术的应用一方面可以让医疗数据互联互通，从而实现医院内各部门、各系统的协同运作，提升医院的运行效率；另一方面通过对医疗数据的动态整合与快速分析，实现医疗流程自动化、高效化运行，从而提升医疗服务效率。

第2章 5G＋智慧医疗：引领下一代医疗科技

 新基建时代的 5G 医疗革命

5G＋智慧医疗是在医疗信息化发展的基础上，利用高速率、低时延、广连接的 5G 技术，将有限的医疗资源与医疗设备连接在一起，提高医疗效率与诊断水平，并发展远程医疗，对优质的医疗资源进行共享，解决医疗行业资源分布不均的问题，从而让患者享受到更高效、更优质、更舒适、更人性化的医疗服务。

5G+智慧医疗：新基建的重点方向

基于 5G 的智慧医疗系统是新基建的重要方向，其可以打通医疗机构、医疗设备、医护人员和患者之间的沟通渠道，增进信息交流与共享，提高医疗资源的配置效率，让患者享受到更优质的医疗服务。基于 5G 的智慧医疗系统建设要点如图 2-1 所示。

（1）加强软硬基础设施融合

基于 5G 的智慧医疗是以 5G 移动通信技术为依托，对大数据、物联网、人工智能、区块链等技术进行集成应用的结果，其为辅助诊疗、远程医疗、健康管理等功能的落地提供了强有力的技术支持，而且可以促使优质的医疗资源下沉，缓解医疗资源地区分布不均的难题，让偏远地区的居民可以享受到优质的医疗服务，促使医疗服务的效能得以充分释放。

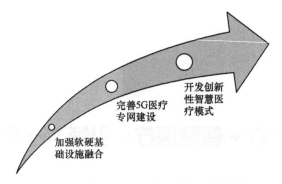

图 2-1　基于 5G 的智慧医疗系统建设要点

基于 5G 的智慧医疗系统建设离不开软硬件设备的支持。硬件设备包括互联网终端、智能医疗终端、5G 基站、数据中心工作站等，主要功能是提供数据存储、网络连接、终端计算等服务；软件设备包括终端 App、人工智能平台、大数据中心、云平台等，主要功能是提供产品应用、数据分析、云端计算等服务。

（2）完善 5G 医疗专网建设

5G 医疗专网是指通过搭建 5G 端到端专享通道或者优享通道，在 5G 广域网中专门划分出一部分带宽资源供医疗业务使用，为医疗业务的开展创造一个安全、可靠的网络环境。

具体来看，5G 医疗专网包括医院内部网络、远程医疗专网、应急救治网络等，可以在医院内部、外部、医院之间实现广泛应用，凭借高速率、高可靠性及高安全性的特点为智慧医疗服务的开展提供强有力的支持，甚至可以满足智慧医疗服务突发的网络需求及对网络资源的长时间占用需求，为 5G 在医疗行业的创新应用奠定良好的基础。

（3）开发创新性智慧医疗模式

基于 5G 的智慧医疗系统应该具备在特定情况下开发个性化、创新性医疗模式的能力。在新型冠状病毒感染疫情防控期间，基于 5G 的智慧医疗开发出一些新模式，例如，打造智慧医疗平台、开展远程医疗、用服务机器人替代人等，这些对预防交叉感染、切断疫情传播、助力疫情防控产生了积极影响，具体场景如下。

- 在新型冠状病毒感染疫情防控期间，医疗机构的线下接待能力大幅下降，居民外出就诊不便。在这种情况下，基于 5G 的智慧医疗平台承担了大量线上问诊工作，为患者提供健康指导。
- 在远程诊疗方面，在新型冠状病毒感染疫情暴发初期，武汉地区的医疗资源严重不足。在中国移动、中国联通、中国电信等的帮助下，各个方舱医院迅速实现了 5G 网络的全覆盖，利用 5G 技术开展远程视频会诊，在很大程度上缓解了当地医疗资源不足的问题。
- 鉴于新型冠状病毒感染的强传染性，为了降低工作人员交叉感染的风险，很多医院引入智能服务机器人来承担医疗辅助、医疗物资运输、医疗垃圾清理、疫情防控巡逻等工作，减少人力投入。

顶层设计："5G+智慧医疗"的政策框架

为了推动智慧医疗更好地发展，国家出台了多项政策，下面对几项关键政策进行详细解读。

- 2018 年 4 月，国家卫生健康委员会发布《全国医院信息化建设标准与规范（试行）》，对我国医院信息化建设现状进行了深入剖析，对未来 5 ～ 10 年医院信息化发展建设提出了具体要求。
- 2018 年 4 月，国务院印发《关于促进"互联网＋医疗健康"发展的意见》，明确要求大力发展"互联网＋"医疗服务、公共卫生服务、家庭医生签约服务、药品供应保障服务、医疗保障结算服务、医学教育和科普服务、人工智能应用服务等，建立健全"互联网＋医疗健康"标准体系，鼓励医疗机构、医疗企业开放医疗健康信息，提高医疗健康信息的共享水平，不断增强医疗机构基础设施保障能力。

- 2020年3月，国家发展和改革委员会与工业和信息化部联合印发《关于组织实施2020年新型基础设施建设工程（宽带网络和5G领域）的通知》，强调要建设"面向重大公共卫生突发事件的5G智慧医疗系统"，并做出具体规划。

为了积极响应这些国家政策，各地政府也陆续发布了相关政策，以推动5G在智慧医疗行业的落地应用。例如，2020年7月，北京市发布《北京市加快新场景建设培育数字经济新生态行动方案》，公布了10个重点任务，其中之一就是智慧医疗，要求"整合线上、线下的医疗资源，推进医联体和'智慧医院'建设，推进人工智能等技术与医药健康交叉融合"等。

在各项政策的支持下，各地涌现出一批5G医疗应用示范项目，越来越多的医院开始尝试远程诊疗、远程急救、远程超声、远程慢性病管理、远程教学等智慧医疗项目，在实践中积累经验，为这些医疗项目的推广与应用奠定了坚实的基础。

 ## 5G＋智慧医疗的技术架构

随着5G与物联网、人工智能等技术在智慧医疗行业的深入应用，高清视频远程会诊、远程手术、紧急救援、AI辅助诊断、远程医疗教学等应用将逐渐在各大医院落地，为智慧医疗的发展带来新的可能性。例如，在新型冠状病毒感染疫情防控期间，5G与人工智能、VR/AR等技术相结合，为各地医疗机构抗击疫情提供了强有力的支持。

人工智能、物联网及5G赋能的智慧医疗要以"端、边、管、云、应用"为技术架构，对医院内部的各种医疗设备、医疗系统及云平台进行集成应用，通过感知、计算、应用等技术生态拓展出更多的功能。具体来看，智慧医疗的技术体系分为 4 个层次，分别是感知层、传输层、平台层和应用层。智慧医疗的技术体系如图 2-2 所示。

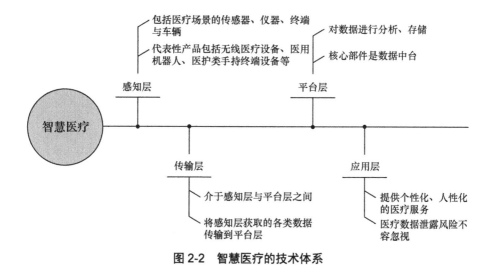

图 2-2 智慧医疗的技术体系

感知层

感知层包括应用于门诊、急救、检验等医疗场景的传感器、仪器、终端与车辆，主要功能是采集这些医疗场景中产生的数据与信息，代表性产品包括无线医疗设备、医用机器人、医护类手持终端设备等。

在 5G、人工智能、物联网等技术的支持下，感知层使用的传感器、终端设备的算力与传输能力得到大幅提升，不仅可以实时采集数据与信息，而且可以对数据进行分析，并承担一些任务处理工作。

传输层

在智慧医疗体系中，传输层介于感知层与平台层之间，涵盖了各种通信技术，主要任务是将感知层获取的各类数据传输到平台层。因为传输层要面对室内、室外、高速运动及中低速运动等场景的信息传输需求，所以对网络通信技术提出了较高的要求。高速率、低时延、高可靠性的 5G 技术为医疗信息的实时传输提供了强有力的支持，可以很好地满足上述需求。

平台层

平台层的主要功能是对数据进行分析、存储，核心部件是数据中台。随着各个医疗场景实现智能化升级，每个场景都会产生海量数据，这些数据要传输到平台层进行处理，这就对数据中台的性能提出了较高的要求。因此，医院要采集多源数据，创建医院数据仓库体系，借助数据建模能力、数据分析能力及数据可视化能力构建数据中台，打破医院内部的"信息孤岛"，重构医院的信息化体系与业务架构，为医院运营与管理提供强有力的数据支持。

应用层

人工智能、物联网、5G 等技术应用于智慧医疗，可以有效拓展医疗服务的功能，让患者享受到个性化、人性化的医疗服务。

基于高速率、低时延、广连接的特性，以及切片网络、大规模多输入多输出（Multiple Input Multiple Output，MIMO）等技术特点，5G 可以为紧急救援、远程医疗、医疗设备监管等不同的医疗场景赋能，以更灵活的形式组网，不断拓展网络功能和业务应用。

随着 5G 网络在医疗机构中的覆盖率不断提升，接入网络的医疗仪器设备越来越多，设备产生的数据规模以百倍、千倍的速度增长。不容忽视的是，由于接入网络的仪器设备种类比较复杂，网络基础设施比较分散，在一定程度上降低了外部攻击的难度，一旦网络被攻破，就可能导致大量医疗数据泄露，产生巨大风险。

具体来看，医院的网络体系主要由外网和内网构成，其中，外网主要包括 Web 端门户、App、微信公众号等，内网主要包括 HIS、PACS、远程安装服务（Remote Installation Service，RIS）和办公自动化（Office Automation，OA）系统等。为了保证安全，内网和外网应该各自独立，或者由网闸连接在一起。

为了降低移动智能设备大规模使用带来的数据泄露风险，医院要建立多重安全防御机制，并与主动防御体系结合，共同维护医院的信息安全。具体来看，医院的安全防护手段主要包括主机微隔离、端设备管控、锁定运行环境对智能设备进行有效防护、保证 Web 端的后门安全、防止遭到入侵等。

 # 5G + 智慧医疗应用场景与实践

根据国际电信联盟（International Telecommunication Union，ITU）的定义，5G 有三大业务类型：一是适用于对宽带要求较高的业务场景的增强型移动宽带（enhanced Mobile Broadband，eMBB）；二是适用于对连接密度要求较高的业务场景的大连接物联网（massive Machine-Type Communication，mMTC）；三是适用于对时延要求较高的业务场景的超可靠低时延通信（ultra-Reliable and Low-Latency Communication，uRLLC）。

5G 技术与智慧医疗结合将催生三大应用场景：一是以远程手术为代表的远程操控类场景，需要借助新型智能终端来实现；二是以远程查房、远程会诊、远程急救指导、远程教学和远程超声诊断等为代表的远程指导和诊疗类场景，需要借助高清视频与影像来实现；三是以患者实时定位、远程输液监控、慢性病远程监控等为代表的远程监控类场景，需要借助医疗健康传感器和设备数据来实现。具体来看，5G 技术在智慧医疗领域的应用场景见表 2-1。

表2-1　5G技术在智慧医疗领域的应用场景

远程操控类场景	远程指导和诊疗类场景	远程监控类场景
远程手术	远程会诊	远程输液监控
远程急救	远程查房	智慧临床护理
健康检查	智能重症监护	无人机航拍监测
药品或疫苗冷链运输	远程音视频互动	远程健康监控
无人机药品输送	远程示范教学	位置追踪服务

eMBB

eMBB 主要适用于连续广域覆盖和热点高容量场景。其中，在广域覆盖场景下，用户可以体验到的5G网络传输速率能够达到100Mbit/s，移动性能够达到500km/h；在热点高容量场景下，用户体验到的5G网络传输速率能够达到1Gbit/s，峰值速率能够达到20Gbit/s，每平方千米的流量密度能够达到10Tbit/s。在5G网络建设初期，增强移动带宽是主要的应用场景。

在5G智慧医疗领域，eMBB主要用于患者转运过程中的信息传递。在救护车转运患者的过程中，随车人员可以借助5G网络将患者的情况以视频或图像的形式实时传递到医院的急救中心，还可以对超声检查等信息进行实时传输，以免这些信息在传输过程中丢失，造成误诊或漏诊。在5G网络的支持下，医护人员可以在救护车上开展急救，让患者实现"上车即入院"，从而提高急救质量。

如果患者情况危急，来不及转运，必须就地抢救，医护人员可以利用5G网络连接移动急救记录仪、移动急救设备，在现场搭建临时急救站，利用高清摄像系统拍摄急救画面，并借助5G网络将这些画面实时传输到医院的急救中心，让急救中心的专家实时了解患者的情况，为现场的急救人员提供科学指导。

四川移动联合中国移动（成都）产业研究院、四川省人民医院研发了全国首个5G应急救援系统，并在四川省人民医院急救中心投入使用。这套5G应急救援系统以5G急救车为基础，通过对人工智能、AR/VR和无人机等进行集成应用，打造了一套全方位、立体化的医疗急救体系，极大地缩短了抢救响应时间，提高了抢救效率。以抢救急性心肌梗死患者为例，这类患者的最佳抢救时间是4分钟，最好不要超过8分钟，否则可能出现不可逆转的损伤，导致大面积心肌坏死，引发心衰，造成猝死。

5G急救车接收到这类患者之后，随车医生会立即使用5G医疗设备对患者进行抽血、验血、心电图、B超等检查，并将检查结果通过5G网络实时回传到医院，由医院内的专家给出抢救指导，并立即制定抢救方案，做好术前准备，在患者抵达医院后立即进行手术，从而省去等待时间，为患者争取更大的生机。

mMTC

mMTC 可以实现低功耗、广连接，每平方千米可以连接 100 万台设备，适用于接入的终端与传感器数量较多、每个终端与传感器产生的数据量较少、对数据传输时延要求不高的物联网场景。

mMTC 在医院的应用场景可以划分为两大类：一类是医院建筑物内的场景，另一类是医院建筑物外的场景。其中，医院建筑物内的场景是指门诊楼、住院楼、后勤保障中心、行政办公楼等建筑内配备的各种医疗仪器与设备，医护人员使用的电子终端设备等。医院管理人员需要使用 5G 网络对这些设备与仪器进行跟踪监管。医院建筑物外的场景主要包括医院的出入口、急救车停车位、社会车辆停车位、路灯、井盖等。

医院建筑物内外场景的数据采集需要借助 5G 网络来实现，技术人员打通室内的 Wi-Fi 网络或专网环境，借助数据中台对医疗设备、医疗机械进行统一管理，将医疗设备产生的所有数据接入网络，制定具备边缘计算能力的医疗物联网解决方案，将普通数据上传到云端进行处理，对亟须处理的数据利用边缘网关在本地进行处理，减少对网络传输带宽的占用，满足数据实时处理需求。

在医院环境管理方面，医疗废弃物可能会造成污染。为了避免这种情况发生，管理人员必须对医疗垃圾处理的全过程（存放、称重、清运和处置等）进行动态监管，尤其是污染性废物、损伤性废物、药物性废物和化学性废物。借助 5G 网络，管理人员可以对上述 4 类重点医疗垃圾处理的全过程进行跟踪监测，对垃圾处理过程中医院、医疗废物处置中心、环保部门产生的数据进行收集整理，创建一个统一的数据管理平台，对医疗垃圾进行规范化处理与管理，及时发现医疗垃圾意外泄漏、非法倾倒等行为，并进行严肃处理。

uRLLC

uRLLC 主要应用于对网络传输时延及传输可靠性要求较高的场景，可以满足机器与机器之间的实时通信需求，在医疗领域有广阔的应用空间。目前，uRLLC 在智慧医疗领域的应用场景如下。

- uRLLC 应用于无线监护可以广泛收集患者的体征信息，并对这些信息进行统一管理，提高监护质量与效率。
- uRLLC 应用于远程手术、远程 B 超等场景可以消除医生与患者之间的物理距离，让远在千里之外的医生可以通过操作机械臂对患者进行检查，完成手术。

此外，5G 与无人机相结合还可以解决交通不便地区的医疗物资运输问题，可以在紧急情况下为当地的患者配送血液、药品等急救物资。例如，在抗击新型冠状病毒肺炎疫情初期，无人机被广泛用于医疗物资配送、隔离人员的生活物资配送、宣传喊话、区域巡逻、防控监测及环境消杀等场景，极大地减轻了防疫人员的工作负担，在一定程度上保障了防疫人员的安全。

随着 5G 通信模组的不断成熟，在边缘计算技术的支持下，无人机的飞行控制、高清图像和视频等数据有望实现进一步整合，其各类功能将变得更加强大。

 ## 5G + 智慧医疗面临的挑战与对策

随着 5G 网络建设的快速推进，智慧医疗、远程医疗将发挥实时性、移动性的特点，面向临床上的具体问题，拓展更多新的应用场景，推出更多"5G + 智慧医疗"的试点，促使 5G 与智慧医疗深度融合，带给患者更便利、更个性化、更人性化的医疗服务体验。

由于智慧医院建设标准与评价体系还不完善，安全体系等级较低，5G 智慧医疗的发展必然会面临一些问题与挑战。5G 智慧医疗面临的挑战及其对策如图 2-3 所示。

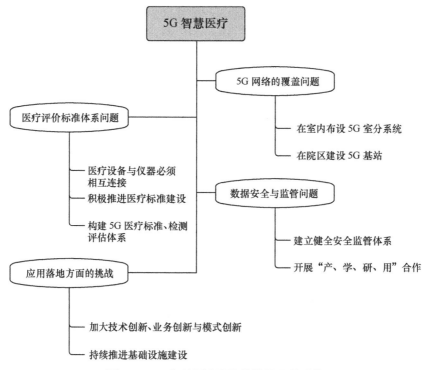

图 2-3　5G 智慧医疗面临的挑战及其对策

5G网络的覆盖问题

虽然近年来 5G 网络的建设速度极快，很多城市的主城区都可以接收 5G 信号，但部分室内场景依然没有实现 5G 信号覆盖。而智慧医疗的主要应用场景分布在室内，如果只对医疗机构建筑物内部的 3G/4G 室分系统进行升级，很难实现 5G 网络信号的全覆盖。

为了解决这一问题，电信运营商要根据建筑物结构及不同科室的需求等因素在室内布设 5G 室分系统，并在院区建设 5G 基站，让 5G 信号覆盖医疗机构室内、室外的各个角落。

医疗评价标准体系问题

5G 智慧医疗的应用场景遍布医院内、医院间、医院外，不同的应用场景对网络提出了不同的需求，且没有形成统一的标准。在这种情况下，我国加快推进 5G 医疗标准体系建设，至少需要做到以下 3 点。

- 在 5G 智慧医疗场景中，医疗设备与仪器必须相互连接，为此，要围绕医疗设备与仪器建立完善的质量标准体系、技术标准体系、数据标准体系、接口标准体系等，对这些仪器设备的质量进行严格把关。
- 医疗卫生部门要积极推进医疗标准建设，对"产、学、研、用"等资源进行整合，积极拓展关键共性技术研发、产品检测认证、知识产权保护等服务，建设统一的医疗数据标准与规范，并打造标准、规范的数据交换格式与接口，为智慧医疗系统的信息交换与共享奠定良好的基础。
- 医疗卫生部门要构建 5G 医疗标准、检测评估体系，对设备的兼容性、产品的安全性及数据的互通性等进行检测。

数据安全与监管问题

医疗数据因为事关患者的基本信息、健康数据、诊疗数据、用药数据等，所以十分敏感，一旦泄露将造成很严重的后果。为了更好地保护患者隐私，医疗行业要建立健全安全监管体系，对医疗数据进行有效监管，确保智慧医疗可以实现健康可持续发展。

为了更好地保证医疗数据的安全，医疗机构应该围绕 5G 医疗安全问题开展"产、学、研、用"合作，与信息安全企业、网络运营商、科研机构、软硬件服务商建立良好的合作关系，积极研发有利于数据保护、网络安全的关键技术与产品，形成一套自主可控的安全技术体系。同时，我国要不断扩大 5G 医疗健康服务网络的覆盖范围，实现"省、市、县、乡、村"5 级医疗系统全覆盖，创建统一的医疗卫生系统，更高效地保障医疗数据的安全。

应用落地方面的挑战

5G 智慧医疗的应用落地主要面临以下 3 个方面的挑战。

- 在网络运营方面，我国 5G 网络建设刚刚起步，目前只覆盖了省、市级的医疗系统，县、乡、村级的医疗系统尚未完成信息化转型，给 5G 智慧医疗系统的落地应用带来了一定的阻碍。

- 在人才储备方面，国内各级医院的信息化水平比较低，医疗行业的复合人才短缺，导致智慧医疗系统、远程诊疗系统建设无法快速推进。

- 在硬件方面，智能服务机器人、智能急救车等智慧医疗终端设备的引入需要大额资金的支持，而国内有如此资金实力的医院不多，这在一定程度上限制了医院的智能化改造。

为了解决上述阻碍，推动 5G 智慧医院快速落地，我国医疗机构应该加大技术创新、业务创新与模式创新，在个人健康管理、养老、远程医疗、社区医疗服务等领域培育新模式，同时要持续推进基础设施建设，广泛普及 5G 智慧医疗服务理念，为相关技术与产品的落地应用奠定良好的基础。

5G 时代，智慧医疗有着广阔的发展空间。随着 5G 技术不断成熟、覆盖范围不断拓展，远程医疗的落地也将不断加速，助推三级医院优质的医疗资源与基层医院共享，缓解基层医院医疗资源不足、无法满足患者需求的问题。同时，在 5G 技术的支持下，不同医疗场景的数据将实现互联互通，对智慧医疗、智慧医院的云端建设产生积极的推动作用。

第3章 5G＋远程医疗：让医疗服务触手可及

 5G＋远程医疗：实现医疗资源共享

随着医疗技术和信息技术的融合发展，远程医疗逐渐成为医疗卫生行业研究的热门领域。从我国医疗卫生行业长期的发展来看，远程医疗的快速发展和深入应用既有助于解决医疗资源分配不均和跨时空医学互动难等问题，又能有效提高优质医疗资源的利用率，进而推动我国医疗行业快速发展。

5G 等新一代通信技术的发展和应用促进了远程医疗的发展，为医院会诊和患者就医提供了方便。在 5G 技术的支持下，远程医疗系统不仅能够提供远程医疗诊断、远程医疗检查和远程医疗保健等基础医疗服务，还将实现更加先进的远程外科手术和移动健康医疗等应用，大幅提高医疗诊断水平和医疗服务质量，充分满足人们的医疗保健需求。

远程医疗是融合了信息通信技术和医疗技术的新型医疗手段，能够运用网络和多种信息通信技术传输数据、语音、图像等信息，实现跨时空医疗服务。在远程医疗模式中，医生可以借助远程医疗系统采集、传输、处理、存储和查询远端的医疗数据信息，并为处于不同地区的患者提供远程诊疗、远程保健和远程复诊等医疗服务。医院不仅可以借助远程医疗系统为医疗资源紧缺的地区提供专业的医疗服务，充分利用医疗资源，让先进的技术和设备发挥出更大的作用，也可以借助远程医疗系统培训医务人员，提高医务人员的专业技能水平。

由此可见，构建远程医疗服务体系有助于充分整合利用医疗卫生资源，提高偏远地区的医疗水平，缓解医疗资源分配不均的问题，加快医联体医疗服务平台建设步伐，实现医疗信息和医疗技术跨时空共享，促进医疗服务走向现代化。因此，我国应重视远程医疗服务体系建设，并将其作为医疗卫生信息化工程建设的重点。

从医疗服务的过程来看，远程医疗系统主要由以下 3 个部分组成。远程医疗系统的组成部分如图 3-1 所示。

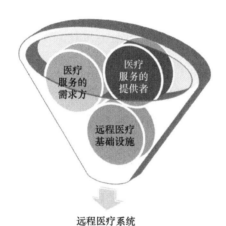

图 3-1　远程医疗系统的组成部分

- **医疗服务的提供者**：掌握了大量的医疗资源，积累了充足的诊疗经验的医院和医疗机构等。

- **医疗服务的需求方**：在医疗技术或医疗设备方面存在不足的医院和医疗机构，以及需要远地求医的家庭和个人患者。

- **远程医疗基础设施**：通信网络、诊断设备、治疗设备、计算机软硬件等联系双方的网络和诊疗装置。

随着信息通信技术和医疗行业的融合不断深入，各类信息化医疗系统层出不穷。现阶段，医疗服务系统（Hospital Service System，HSS）、HIS、LIS、PACS 等都是临床医疗中广泛应用的医疗系统，均具备采集和数字化存储海量计算机断层扫描（Computed Tomography，CT）影像、超声影像、X 射线影像、显微影像等多种临床诊疗数据信息的功能。

临床诊疗数据信息中有许多医学影像信息，这类信息具有数据量大、传输带宽要求高的特点。若要让远程医疗充分发挥作用，就必须使用具有高速率、低时延、大连接特点的 5G 网络来进行数据传输，确保数据传输的连续性、同步率、清晰度，进而为远程医疗的诊断效率、治疗方案决策和诊疗质量提供强有力的保障。

与传统医疗相比，远程医疗是医疗技术与 5G、多模式无线通信等多种信息通信技术融合发展的产物，具有远程手术、远程会诊、远程监护、实时随访、紧急事件处理等功能。除了借助网络和无线通信技术实现安全高速的医疗数据传输，基于 5G 的远程医疗还能加速医疗资源共享，让医院打破时空界限，将优质的医疗服务和医疗资源提供给更多的患者。不仅如此，远程医疗还能在交通事故、自然灾害救援、远程战场救援等场景中发挥关键作用。

5G + 远程诊断：打通医患时空限制

远程诊断是一种基于现代通信技术的诊疗手段，是指医护人员通过高精度的远程通信设备对患者病情进行异地诊断，通常包括远程医学影像、远程超声、远程病理、远程会诊等。远程诊断能够突破时间和地域限制，实现随时随地诊疗，提升诊疗效率。

随着 5G 时代的到来，远程诊断迎来了前所未有的发展机遇。基于 5G 的远程诊断通过与 4K/8K 高清视频结合，能够很好地支持医生与患者远程"面对面"交流，从而提升诊疗效率。不仅如此，5G 拥有的技术特点与远程诊断领域的融合能够体现出实时、高效的诊断优势，可以显著提升远程诊断的准确性与稳定性。

在基于 5G 的远程医学影像中，PACS 的影像数据为其提供了强大的数据基础，5G 网络打破各级医院医学影像数据的壁垒，促进数据准确、高效地传输和共享，从而实现各级医院的连接和均衡发展。同时，基于共享的医学影像数据，基层医师、专家、患者之间可以实现无障碍沟通，从而为患者提供以下更科学、更专业的诊断指导。

- 在基于 5G 的远程超声中，超声医学专家可以远程操控机械臂移动超声探头，来获取海量、精细的超声数据，并借助 5G 网络将这些数据准确无误地传输至中心平台进行整合分析，从而实现快速、精准的超声检查诊断。
- 在基于 5G 的远程病理诊断中，病理医师可以借助电子显微采集、数字切片、图像处理等技术，对所有和疾病相关的图像、音频、视频、数据等信息进行分析，实现远程病理会诊、疑难病例的研讨等。远程病理诊断还可以实现远程病理教学，为基层医院积累先进的病理资源。
- 在基于 5G 的远程会诊中，医生可以借助现代通信技术远程对接患者，对患者的病情进行诊断，并提供科学的治疗方案。

此外，远程会诊不受时空限制，在传染性疾病的诊断、治疗和防控方面具有重要意义。例如，在新型冠状病毒感染疫情的防控中，远程会诊起到了重要的作用。专家采取远程会诊的方式对患者的身体状况进行实时的检查，并根据图像和身体指标数据制定合理的治疗方案。

 5G + 远程急救：智慧救护医疗方案

急救医学是对各种危及生命的急危重病症进行紧急处理和治疗的综合医学，它的两个核心内容是急诊和急救。急诊是指快速检查和诊断患者的病症，急救是指采取紧急医疗服务措施抢救患者，防止患者病情加重或死亡。急救医学是医疗事业的重要领域之一。近年来，我国急救医学得到了快速发展，但同时也暴露出很多问题，主要表现为远程急救通信设备不足、急救资源布局不合理、高难度的急救方案不易实施等。

院前急救是我国急诊医疗体系的重要环节之一，高效的院前急救能够为抢救患者争取更多的宝贵时间。院前急救主要包括现场紧急处理和转运途中监护等环节，这些环节都离不开救护车。救护车不仅是运送急救患者的交通工具，更是流动的抢救室。随着5G技术在急救领域的深入应用，"5G＋远程急救"模式快速发展，而救护车实现联网化、信息化、智能化也指日可待。

"5G＋远程急救"主要包括车载端、传输层、救护中心3个部分。"5G+远程急救"的组成部分如图3-2所示。

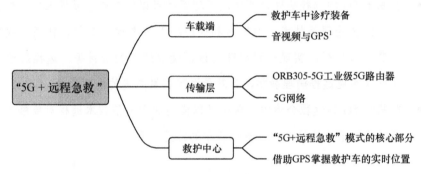

注：1.GPS（Global Positioning System，全球定位系统）。

图 3-2 "5G+ 远程急救"的组成部分

车载端

（1）救护车中诊疗装备

"5G＋远程急救"模式下的救护车将搭载全自动呼吸机、心电监护仪、除颤仪等先进医疗设备。这些设备可以通过ORB305-5G工业级5G路由器与医院中心平台进行实时连接和交互。在救护车接到患者后，这些设备便开始持续收集患者的身体指标数据，包括心率、呼吸频率等，并通过5G网络将其准确、实时地传输至救护中心，为远程诊疗提供数据基础。

（2）音视频与GPS

除了先进的诊疗设备，救护车上还会搭载高清摄像设备、监听拾音器、

GPS 等基础设备，这些设备通过 ORB305-5G 工业级 5G 路由器与医院中心平台连接，主要用于采集和传输监护影像、图像、音频等数据，以及实现救护车的实时定位等。

传输层

传输层主要由 ORB305-5G 工业级 5G 路由器和 5G 网络构成。ORB305-5G 具备 5 个以太网接口，可以支持大规模数据和信息传输；5G 网络具备高速率、大带宽、低时延、广连接的特征，能够实现数据高效、准确传输。

救护中心

医院救护中心是"5G + 远程急救"模式的核心部分，其通过对来自车载端的实时数据和信息进行精准分析，初步诊断患者的身体状态，并快速制定急救方案，同时借助 ORB305-5G 工业级 5G 路由器与救护车上的医护人员进行沟通交流，并为其提供远程急救指导。此外，医院救护中心还可以借助 GPS 掌握救护车的实时位置，从而在救护车即将到达医院时做好一切接诊准备。

"5G + 远程急救"能够大幅提升急救服务的质量和效率，特别是近几年来，随着 5G 的加速成熟和深入应用，急救领域的信息化和智能化程度不断提升，未来，"5G + 远程急救"有望实现全面落地，从而为推动智慧医疗的发展贡献一份力量。

 # 5G + 远程手术：精准手术操控与指导

5G 远程手术是一种融合人工智能、信息通信、传感器等多种先进技术的医疗手段。随着 5G 远程手术的不断发展，未来的医生和医疗专家可以在立体视频和触觉传感器的辅助下，利用高精度的远程手术器械操控技术控制医疗机器人对患者实施远程手术治疗。

若要完成一台远程内径微创手术，则需要在手术过程中利用 5G 网络实时传输手术环境、内镜影像、手术器械位置、患者监护信息等大量数据，这些数据具有种类繁多、字节较大等特点，因此必须确保手术过程中网络传输的稳定性。2019 年 1 月，我国医生利用 5G 网络成功实施了世界首例远程外科手术，这充分体现了 5G 网络的安全性和可靠性，也在一定程度上证明了 5G 网络能够满足远程手术在时延、传输速率等方面的要求。未来，随着 5G 远程手术的持续发展和广泛应用，更多患者将会享受到更高水平、更高质量的医疗服务。

2019 年 8 月 25 日，中国人民解放军总医院在第六届中国远程医学大会 5G 时代远程医疗与临床应用分论坛上现场演示了 5G 远程骨科手术。通过 5G 网络，身处浙江会场的骨科专家可以远程操控位于北京手术室的骨科机器人并实施手术。这是信息领域和医疗领域的协同创新模式，也是 5G 技术在临床医疗领域全新的应用和实践。

在此次 5G 远程骨科手术过程中，5G 网络发挥了重要作用，它既能完成北京手术室与浙江会场之间的视频信号和手术机器人操控系统数据的实时传输，为专家及时了解手术室中患者的现状提供方便，又能将位于浙江会场的专家进行远程指导的声音、画面和指令转达到北京手术室中。在进行手术的 40 分钟内，5G 网络持续保持稳定的数据传输和流畅的音视频，最终确保顺利完成手术计划。

不仅如此，医院还可以利用 5G 网络进行远程手术教学，让医护人员能够不受时间、空间和设备等条件的限制，随时随地学习医疗知识和手术技能，让医院能够更加便捷、高效地培养更多的高质量医疗人才，从而有效提高医护人员的专业技能水平，为患者提供更加优质的医疗服务。

在传统的手术教学中，如果观摩人数过多，则可能会干扰医生工作，进而影响手术质量，增加手术感染的风险，因此医院通常会严格控制观摩人数，导致实习医生的观摩学习机会有限。对实习医生来说，这不仅会减缓学习速度，也会影响学习质量。

5G 网络在远程医疗领域的发展和应用为远程手术教学提供了极大的便利。医院可以建设基于 5G 网络的医院临床网络教学系统，让医院的医护人员无须进入手术室就能观摩学习。5G 网络医学教育系统的建设不仅能够在满足手术室无菌要求的同时向更多的医护人员提供实时教学服务，为医疗行业培养更多的人才，还能充分利用人才资源和教学资源，让一个医生对多个手术室教学进行指导，通过教学共享提高资源的利用率。

 ## 5G + 远程监护：实时处理健康数据

远程监护是一种利用通信网络将远端患者的血压、心率、心电波形、血氧饱和度等生理信息和医学信号传输到本地监护中心进行整合分析，并给出相应的诊疗意见的医疗技术手段。随着远程医疗技术的不断发展，远程监护技术逐渐走向成熟，从临床应用来看，胎儿监护、社区监护、远程心电监护等都是远程监护系统的主要应用场景。

与传统的监护方式相比，基于 5G 网络的远程监护系统具有更广的监测范围和更快的信息传输速率，能够对患者的心率、血压、脉搏、呼吸等生命体征进行全面、实时、持续的监测，并在数据异常时迅速向医护人员发送报警信息，切实保障患者的生命安全。

许多欧美发达国家都积极推进医疗基础设施建设，加快各类远程医疗技术和应用的落地速度，将远程监护系统应用于社区监护中。现阶段已有许多国家将便携式可穿戴监测仪器应用到社区医疗保健指导中。

以心脏起搏器为例，当佩戴心脏起搏器的患者出现心电脉冲过缓等情况时，心脏起搏器将会自动发放脉冲刺激心脏，帮助患者恢复心跳，如果起搏器电池即将耗竭，则起搏器会自动向监护中心发出告警信号。另外，在血糖监测方面，糖尿病患者可以利用可穿戴的 5G 血糖监测设备动态、实时地监测自身的血糖、饮食和用药情况等，从而充分确保自身生命健康安全。

不仅如此，5G 网络还可以将生理参数实时传输至医疗保健中心，从而对患者的健康状况进行预警、诊断和干预。

在新型冠状病毒感染疫情防控方面，医院可以利用 5G 远程监护系统采集和分析隔离区域患者的实时数据。具体来说，医院可以通过各种医疗监护仪器监测和采集隔离区中患者的各项生命体征数据，利用 5G 网络将这些数据信息传输至后台并进行智能分析，从而在出现异常数据时及时向医生发送预警信息，让医生能够以预警信息为依据快速对病情做出准确判断，以便制定相应的诊疗方案。

从工作过程来看，5G 监控系统主要由无线传感器节点、无线传感网络和监控中心 3 个部分组成。

- 无线传感器节点是用来获取患者的日常生命体征数据信息的设备。
- 无线传感网络具有数据传输功能，能够将无线传感器节点获取到的数据信息传输至医疗监控中心。
- 监控中心是位于医院内部的数据分析平台，能够接收并分析患者的身体状态信息，从而辅助医生实现精准诊断，向患者提供科学合理的治疗方案。

由此可见，5G 网络在远程监护领域的应用能够为医护人员的工作提供便利，尤其是在对患者的监管和护理方面，5G 远程监护系统能够对患者进行实时监控，全面监测患者的各项生命体征数据信息，并将这些数据信息发送至医疗监护中心进行分析处理，让医护人员能够根据数据分析结果对患者进行诊疗。如果医疗监护中心监测到异常数据，则会迅速向医护人员发送紧急预警信息，以便医护人员及时对紧急事件做出反应，充分保障患者的生命健康安全。

基于 5G 网络的远程医疗监护系统具有由医学传感器、A/D 采样电路和信号滤波放大调理电路构成的传感器模块，并能够利用这些传感器模块采集患者的生物医学信号，而传感器节点可以采集、整合和传输监测到的生理数据，远程医疗监护中心的医护人员将会对这些数据信息进行统计分析，并以此为依据向患者提供远程医疗咨询和远程医疗指导等服务。

第二部分

智慧医院

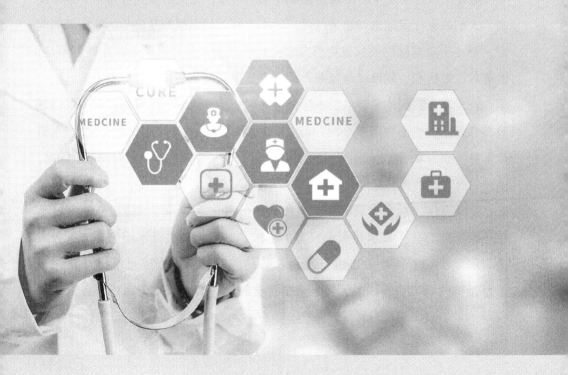

第4章 智慧医院：5G引领医院数字化转型

 "三位一体"的智慧医院架构

随着我国经济的快速发展及医疗技术的进步，人民群众的健康水平逐渐提高，人们的医疗保健意识越来越强，政府也越来越重视惠及民生的医疗保障问题。但由于我国医院公共卫生管理事业起步较晚，管理系统还存在许多不足，看病难、看病贵、就诊流程复杂、医疗服务质量低、医疗资源分布不均、医疗信息流通不畅、医疗监督机制不健全等问题较突出，这些问题的存在不仅会导致社会矛盾，也不利于整个医疗行业的发展，因此，我们亟须利用5G技术搭建智慧医院信息平台，利用智慧化的医疗管理手段在一定程度上解决以上问题，从而为患者提供更加便捷、安全、优质的医疗服务。

智慧医疗是融合物联网等新兴技术的信息化系统，能够通过搭建区域医疗平台等信息化手段满足医患双方的需求，并利用先进技术让患者与医务人员、医疗机构、医疗设备进行互动。与此同时，各个医院也纷纷开展关于智慧医院的研究和实践，大力推进信息化技术、智能技术与医疗服务的融合应用。

随着我国医院信息化建设的不断推进，医疗服务水平和医院管理效率大幅提高。尤其是近年来互联网、物联网、人工智能等数字技术发展迅速，这些技术在医疗领域的应用催生了智慧医院。2019年3月21日，国家卫生健康委员会就信息化质量控制与智慧医院建设工作有关情况举行专场发布会，该发布会指出，智慧医院主要包括面向医务人员的"智慧医疗"、面向患者的"智慧服务"和面向医院管理者的"智慧管理"。

面向医务人员的"智慧医疗"

"智慧医疗"是医务人员使用的医疗信息平台，能够通过医院局域网实现各个医疗设备之间的连通，医务人员、患者、医疗服务提供商等医疗活动参与方之间的连通及LIS、电子病历信息系统（Electronic Medical Record，EMR）、放射科信息系统（Radiology Information System，RIS）等信息系统之间的连通。其中，电子病历信息系统是"智慧医疗"的核心。

电子病历信息系统具有存储、管理、传输、重现医疗记录的功能，能够在检验处理、病历管理、医疗保障、治疗信息处理等多个医疗环节发挥作用，为医院、医生、患者、卫生健康部门、医保部门等多个医疗活动参与方的工作提供便利。

面向患者的"智慧服务"

"智慧服务"是根据患者的医疗需求打造的信息化医疗服务体系，能够利用先进的信息技术提高医院或医疗机构的医疗服务水平，优化患者的就医体验，实现各个部门之间、各个医院之间的病例、诊疗记录、就诊结果等信息互联互通，切实提升医疗服务的智慧化水平。具体来说，"智慧服务"为整个医疗卫生系统带来了挂号缴费一体机、自助报告打印机等智能化设备，能够为患者提供手机报告查询、出院结算、预约挂号、医保结算等移动端服务和停车信息推送、提示等在线服务，让群众就医更便捷。

"智慧服务"不仅能够用于诊前、诊中、诊后的各个就诊环节，提高患者在整个就诊流程中的就诊效率，还能进一步扩大医院的服务范围，让患者即使在院外也可以享受到更加便捷的服务，从而达到优化患者就医体验的目的。与此同时，"智慧服务"也有助于推进全生命周期健康管理，提高人们的健康水平。

面向医院管理者的"智慧管理"

在推进信息化建设的初级阶段，医院采用的管理系统是 HIS，该系统能够借助计算机和信息通信技术等最大限度地利用医院资源，实现效益最大化。随着医院信息化建设的持续推进，"智慧管理"将成为医院用于提高自身管理精细化水平和智能化水平的重要手段。

2021 年 3 月 15 日，国家卫生健康委员会办公厅印发《医院智慧管理分级评估标准体系（试行）》，对包括办公管理、运营管理、基础与安全、医疗护理管理、运行保障管理、教学科研管理、人力资源管理、财务资产管理、设备设施管理、药品耗材管理在内的 10 个工作角色中的各个业务项目分别做出项目说明，并制定了明确的分级评估要求。

总而言之，"智慧医疗""智慧服务"和"智慧管理"是智慧医院的 3 个重要组成部分。"智慧医疗"是支撑医院和医疗机构智慧化发展的基础，电子病历是智慧医疗信息化建设的核心，智慧化的电子病历系统有助于优化医疗服务；"智慧服务"是智慧医疗中围绕患者升级拓展服务的重要环节，能够提高患者的就医体验，推进全周期、全人群、全流程健康管理；"智慧管理"是信息化发展和技术进步的必然选择，能够帮助医院实现医疗资源智能、高效、协同管理，充分发挥医疗资源的效益，提高医疗服务和医疗管理的智慧化水平，促进医院高质量发展。因此，只有将医院建设成"智慧医疗""智慧服务""智慧管理"三位一体的智慧医院，才能更好地实现线上线下一体化管理和服务。

智慧医院的优势与建设目标

随着 5G、物联网、人工智能等先进技术在医疗领域的应用日益深入，智慧医院信息平台将会越来越完善，能够有效解决医疗工作效率低下、患者就诊体验感差、医院管理机制落后等问题，为患者提供更加安全、便捷、优质的医疗服务。

技术的进步为智慧医院建设带来了新工具、新手段和新方向，医院可以围绕数据建设包括通信网、互联网、物联网的融合网络，打造支持多种终端接入的信息化网络医疗服务平台，集成海量医疗资源，搭建智慧医疗系统，进一步推进智慧医疗、智慧服务和智慧管理建设，从而让医院和医疗机构更快实现精准化医疗、信息化服务和智慧化管理。未来的智慧医院将会成为融合新兴信息技术、生物技术等多种先进技术的新型医疗机构，具有更加公开透明的医疗过程、更加科学合理的医疗流程、更加数字化的医疗信息、更加人性化的医疗服务、更高的医疗工作效率及更完善的内部管理机制，从而大幅提高医疗行业的信息化、智能化水平。

在智慧医院发展初期，网络传输速率较低，难以实现医疗信息的实时传输和共享、医疗设备的互联、医疗数据的快速分析等功能，因此智慧医院建设难以落地。随着移动通信技术的持续发展，我国已步入 5G 时代，5G 技术具有高速率、低时延、大带宽等优势，因此，5G 在医疗领域的深入应用有效提高了医疗数据的传输速率和传输效果，促进了整个医疗行业的智慧化发展，推进了智慧医院建设，并不断扩大智慧医疗服务范围，从而为更多人提供医疗健康服务。

在医疗产业的发展过程中，部分医院信息化建设较为落后，医护工作效率低、患者就医体验差、医院内部管理机制不完善等问题较为突出，因此亟须通过智慧医院建设来解决相关问题。智慧医院的优势与建设目标如图 4-1 所示。

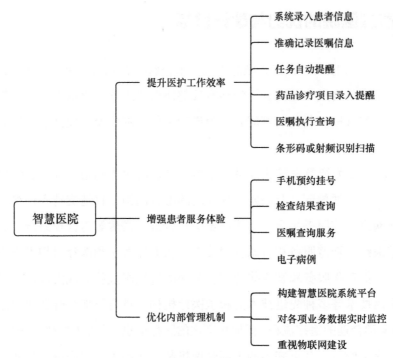

图 4-1　智慧医院的优势与建设目标

提升医护工作效率

目前大多数医院采取人工记录、纸质存储的方式管理档案信息，医疗信息资源呈碎片化分布，难以统一开发、整合、共享和分析，因此这些医院需要建设智慧医院系统，并统一录入数据信息的格式，从而有效提高医护工作的效率。具体来说，智慧医院系统有以下功能和优势。

- **系统录入患者信息**：有效避免因人工手动记录出现的错误，并提高工作效率。
- **准确记录医嘱信息**：简化医嘱信息的记录和管理方式，为护士的工作提供便利。

- **任务自动提醒**：有效防止系统信息被遗漏。
- **药品诊疗项目录入提醒**：通过扫描将药物禁忌等信息录入系统，实现数据信息实时查询和任务自动提醒。
- **医嘱执行查询**：让医护人员能够通过系统随时随地查询和记录医嘱执行情况，为医护人员的工作提供便利，并有效提高信息查询的移动性、即时性和准确性。
- **条形码或射频识别扫描**：降低工作中的出错率，提高工作流程的规范性。

增强患者服务体验

智慧医院系统改变了传统的排队挂号的医疗模式，不仅能够帮助患者节省挂号时间，提高就诊效率，有效解决挂号难等问题，还能实现以下多项功能。

- **手机预约挂号**：让患者只需要通过手机就可在线上预约平台进行挂号，有效解决了现场挂号排队长等问题。
- **检查结果查询**：让患者只需要通过系统就可第一时间获取医学影像和检验、检查结果，从而提高医疗工作效率和服务质量。
- **医嘱查询服务**：让患者只需要通过系统就可随时查询和回顾医嘱，从而严格遵循医嘱服药。
- **电子病历**：数字化的病历等医疗记录能够为医生和患者提供便利。

优化内部管理机制

OA系统、医院信息系统、远程会诊系统、实验室信息系统、放射学信息系统、医院综合管理系统、后勤能耗监管系统、PACS等都是医院常用的医疗信息化系统，但各个系统之间存在数据壁垒，数据整合度较低，不利于跨系统交换、共享、管理数据。因此，医院应积极构建智慧医院系统平台，并推进数据标准建设，消除数据跨系统的非一致性，从而优化数据管理，简化系统中的各个环节，有效减少医院在运营成本上的支出，并大幅提升运营效率和管理效率。

不仅如此，智慧医院系统还能实现对各项业务数据的实时监控，例如，就诊量、后勤能耗、财务结余、运维费用、患者检查情况、医生用药情况、患者出入院情况、医保基金使用情况等，从而提高医院内部管理的科学性、合理性。

智慧医院系统是以信息化建设、大数据整体建设、互联网建设和物联网建设为基础，以完善医疗资源配置、优化患者就医服务体验、强化医院内部管理为目标构建的智慧化系统。智慧医院系统可支持多种终端接入，有助于拓展智慧化医疗方面的应用。其中，物联网建设是未来智慧医院建设的核心，从本质上看，医院物联网是由互联网和射频识别（Radio Frequency Identification，RFID）装置、定位系统、红外感应器、激光扫描器、医学传感器等多种信息传感装置共同构成的网络，具备智能化的远程会诊、移动办公、移动查房、智能救护车等功能，能够促进医疗资源和信息数据跨医院、跨部门、跨系统共享，有助于提高医疗机构的服务水平。

智慧医院的构建路径

5G 时代的到来为智慧医院建设提供了先进的技术和海量的数据，各类先进技术的应用又为医疗行业带来了多种智能化的设备，例如，医学传感器、红外感应器、RFID 装置、激光扫描仪等，同时通过对智能设备、智能化技术及医院局域网的集成与融合，形成了智慧医院的统一网络，为智慧医院的平台应用提供载体，这也将加速智慧医院的落地。智慧医院平台的构建路径如图 4-2 所示。

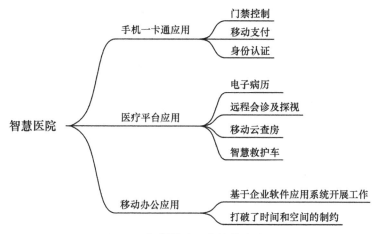

图 4-2 智慧医院平台的构建路径

手机一卡通应用

随着智能化技术的发展，智能手机的功能越来越丰富，也越来越强大，并逐渐融入人们的生活，成为方便人们学习、工作和生活的重要工具。

以医疗领域为例，目前手机二维码已经具备普通 IC 卡中的门禁控制、移动支付、身份认证等诸多功能，当医院职工或住院患者需要出入医院、购买物品或打卡签到时，不需要使用任何证件，只需要用手机扫描二维码即可完成各项操作。由此可见，手机一卡通的应用极大地方便了医院职工和住院患者，有助于医院实现信息化管理。

医疗平台应用

（1）电子病历

目前，我国正处于结构化电子病历推进期，而推进智慧医院系统建设有助于完善电子病历系统的功能，统一病历的格式，从而让医院能够全面采集、整合和利用医疗数据，实现更加高效的业务处理。不仅如此，智慧医院电子病历系统还支持移动终端远程登录，这为医院的医务人员填写和查询电子病历提供了极大的便利。

（2）远程会诊及探视

对医院来说，远程会诊及探视系统能利用远程技术手段实现线上诊疗，让医疗会诊活动不再受时间和空间的限制。对患者来说，远程会诊及探视系统能够为家属探视提供便利，让患者和家属实现远程交流。

（3）移动云查房

智慧医院系统能够让医生打破时间和空间的限制，通过手机等移动终端远程查房，以便在出现紧急情况时及时采取相应的措施进行处理。另外，使用智慧医院系统进行查房还能有效避免重复填表，实现对申请、病历等材料的无纸化管理。手机、平板电脑等移动终端在智慧医院中的应用有助于医生和患者就诊疗情况进行同步交流，从而通过加强医患沟通来减轻患者的心理压力。

（4）智慧救护车

与传统救护车相比，智慧救护车不仅配备了常规的急救设备，还与智慧医院平台相连接，能够快速采集、记录传输车载仪器和医疗设备中的数据，在救护车移动的过程中也能实现精准的远程诊断，与此同时，还能将救护车的位置信息实时传给医院，便于医院中的医护人员提前做好准备。

由此可见，智慧救护车能充分利用科技来进行诊疗，可有效避免救助不及时等情况，缩短抢救响应时间，大幅提高救治的效率和效果，为患者争取更大的生机。

移动办公应用

随着信息通信技术与 IT 产业的融合发展，基于 5G 网络的移动办公应运而生。移动办公是办公人员通过手机、平板电脑、智能手表等移动终端中的企业软件应用系统开展工作的新一代办公模式。它打破了时间和空间的限制，让办公人员能随时随地利用办公平台高效处理与业务相关的任何事情，也让办公变得更加便捷、高效。

随着 5G、物联网、人工智能等技术在医疗领域的应用，传统医院将升级转型为智慧医院，医疗服务将逐渐走向智能化、精准化。智慧医院有着极高的医疗信息化水平，能够在新一代信息技术的支持下采集、存储、传输、处理并集中管理医院内部的药品信息、医疗信息、人员信息、设备信息、管理信息等数据，实现数据的统一集成和医疗资源的整合共享，有效提升医疗活动的数字化水平，让医院的医疗活动具有更公开透明的过程、更科学合理的流程，从而提高医护工作效率，优化患者服务体验，完善内部管理机制。

"5G + 智慧病房"的应用场景

随着大数据、物联网、互联网等技术与医疗领域的融合逐渐深入，智慧医院建设逐渐成为现代医院建设的新趋势。其中，病房服务是医院医疗服务中的重要环节，因此，推进病房智慧化升级对智慧医院建设来说至关重要。

智慧病房是以智慧病房交互平台为核心，以各种智能硬件设备为基础设施，以互联网、物联网、人工智能为技术支撑的高科技病房。智慧病房能够借助新一代信息技术高效采集和利用医疗数据，革新医院服务管理模式，升级医疗服务，改善患者的住院体验，帮助医院更快实现以患者满意度为服务标准的智慧医疗服务。

自 2019 年 5G 开始商用后，其凭借高速率、低时延、大容量等优势促进了人与人、人与物、物与物之间的互联互通，推动了智慧病房的发展。以 5G 网络为基础的智慧病房拥有集互联网、物联网、人工智能、移动边缘计算等多种技术和各种智能硬件设备为一体的智慧化医疗服务生态体系，能够自动采集医疗设备中的数据，实现端到端设备间的信息交互及移动查房、移动医疗、远程控制、远程医疗诊断等应用，最大化利用医疗资源，推动医疗服务走向数字化、可视化、移动化，充分满足医疗活动对高效、实时和稳定的要求，进而切实保障患者的安全健康。5G + 智慧病房的应用场景如图 4-3 所示。

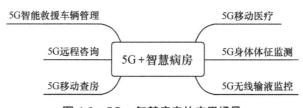

图 4-3　5G + 智慧病房的应用场景

5G移动医疗

基于 5G 网络的移动医疗不仅有更高的传输速率，能有效避免信号不佳造成的护理软件卡顿，确保医护人员能以更高的效率完成护理工作，还具备智能身份识别、体征数据现场采集、医嘱全流程跟踪等功能，有助于医护人员利用临床移动终端提高"三查七对"工作的效率和准确性，实现安全、高效、优质的移动护理。

5G身体体征监测

基于 5G 网络的智慧病房能够充分利用 5G 网络低时延的优势，结合人工智能、网络切片、多接入边缘计算（Multi-access Edge Computing，MEC）等技术实现实时采集、监控、分析和传输病房体征监护设备获取到的患者生命体征信息，从而让医护人员能够以患者当前的生命体征信息为依据分析其病情，并制定符合实际情况的治疗方案，以便对患者实施科学合理的治疗，最大限度为患者的安全健康提供保障。

5G无线输液监控

智慧病房中配备的无线输液监护仪能够实时监控患者输液情况，并利用 5G 网络将无线输液监护仪的剩余电量、所输液体余量及患者输液情况实时传输到护士站。这不仅能为医护人员的工作提供便利，也能优化医院的输液管理，为患者的输液安全提供强有力的保障。

不仅如此，5G 技术还能够满足无线输液监控系统在系统覆盖和大容量方面的基本需求，有助于医院利用无线输液监控器采集患者的实时用药信息、特定人群的用药习惯信息、各种疾病的用药信息等，从而构建精准的输液管理体系，在数据上支撑医院实现药品管理精细化。

5G移动查房

智慧医院大多实现了 5G 网络全面覆盖，因此，医护人员可以在终端设备上实时查看患者的病历、医嘱、医学影像、检查报告、生化检验结果等信息，并掌握患者的体温、脉搏、呼吸、血压等指标，在线上完成相关操作。

另外，5G 网络具有大带宽、低时延的优势，因此医护人员可以通过 5G 网络快速下载患者的医疗数据，从而提高查房效率。5G 网络中的 MEC 是具有高度安全性的资源池，能够以对业务进行分流的方式确保终端与应用之间的交互数据不会被泄露，从而提高移动查房业务数据的安全性。依托于 5G 的网络切片技术也有效解决了无线网络传输质量差、安全性低等问题，有助于实现医疗资源的充分利用和医疗服务网络资源的优先调度。

5G远程咨询

5G 网络能够满足 4K/8K 高清视频数据的远程回传和实时共享等传输需求。将 5G 网络应用于医疗领域有助于实现远程会诊、远程超声、远程手术、远程监护、应急救援等多种智慧化的医疗功能，让远端医护人员可以通过移动终端设备实时获取患者档案、医学高清影像等医疗数据，实现实时音频互动，随时随地为患者提供远程医疗服务，并通过远程在线讨论等方式提高诊断准确率和指导效率，缓解医疗资源分配不均等问题。

5G智能救援车辆管理

救援车在急救过程中发挥着至关重要的作用，完备性和便捷性更高的救援车能够更充分地利用救援时间，有效提高患者的生存率。融合了 5G 网络的 5G 智能救援车能够利用 RFID 技术管理救援车中的所有物品，不仅能够提高救援车管理的信息化水平，还能为救援物资、救援药品、救援车辆的安全性和完整性提供强有力的保障。

在患者进入救援车进行急救时，5G 智能救援车会开启远程实时会诊和智能语音播报功能，切实保障患者的生命健康。不仅如此，在完成急救后，5G 智能救援车还能自动整合急救物资信息，并根据物资数目等生成准确的物资清单，从而为医护人员的工作提供便利。

第5章 万物智能：基于物联网的智慧医院

 物联网驱动的智慧医院模式

所谓物联网就是"万物相连的互联网"。它以互联网和传统电信网等为网络基础，接入射频识别、红外感应器、激光扫描器、全球定位系统等各种信息传感装置，并利用多种先进的信息技术实现人与物、物与物的泛在互联，打通信息交流通道，从而对物品和过程进行智能化识别、定位、跟踪、监控、管理。

随着我国网络信息技术的快速发展，物联网技术有了越来越广泛的应用，给医疗健康、国防军事、智能电网、智能交通、智能物流、智能家居、精细农牧业、金融与服务业、环境与安全检测、工业与自动化控制等各个领域带来了翻天覆地的变化。其中，物联网技术在医疗卫生领域的应用极大地推动了医疗信息化建设的进程。

现阶段，医疗信息化建设已经完成了各类医疗信息的存储、传输、共享建设和信息化医疗管理系统建设，并正在快速推进智慧医院建设，以不断提高医疗服务质量，充分诠释"以人为本"的就医服务理念。

智慧医院建设需要借助物联网技术连接患者与医护人员、医疗药品、医疗器械、医疗设备、医疗场所等人、物和系统，并对双方互动进行规范化、标准化管理，从而有效提高医疗活动的质量、水平、效率及安全性。

医院可以通过智慧医院建设推进智慧医疗，提高就医流程的智慧化程度，解决看病贵等问题，为患者就医提供更多便利。与此同时，智慧医院会在全面加强信息技术应用的基础上，建立信息化、网络化、数字化、智慧化的医疗体系，并进一步整合医院现有的医疗设备、医院文化、管理制度、信息系统软硬件等各类资源，打造全新的医疗服务模式和医院管理模式，提高医疗服务的效率和质量，进而优化患者的就医体验。

智慧医院可以利用物联网技术实现对象感知功能。智慧医院物联网能够关联标签和患者、医护人员、医疗药品、医疗垃圾、医疗器械、医疗设备、医疗场所等，利用手持的数据采集智能设备扫描标签来感知数据，并将感知数据上传至阅读器，再借助网络将这些数据传输至后台信息系统进行分析，后台信息系统发现异常情况后，会及时告知安保人员、医护人员等，以便医院及时掌握资产状态信息，做出科学合理的决策。

　　以急诊患者佩戴的标签为例，该标签具有一定的数字化功能，能够采集和记录患者的到诊时间、初诊时间、抽血化验时间、常规检查时间、诊断结束时间等就诊全过程中的数据信息，实现数据的实时采集和可视化，帮助医院在对过程数据的分析中明确医院当前的工作效率和急诊科的平均工作时间等，并发现影响医院急诊工作效率的关键因素和急诊工作中的不足之处，从而让医院更有针对性地提升急诊工作的效率和质量。

医院物联网的感知识别层主要由基本感应器件和网络构成，其中基本感应器件包括条码标签、二维码标签、射频识别标签、读写器和各类传感器等。在信息化医院中，条码标签和二维码标签是医院管理固定资产的重要工具。

随着物联网的快速发展和深入应用，医院逐渐建立起射频识别资产管理系统，射频识别标签逐渐成为重要的资产管理标识。各个射频识别标签所标识的目标对象各不相同，因此，这些射频识别标签产品往往工作在不同的频段或频点上，其中低/高频系统的工作频率一般在125kHz、225kHz或13.56MHz，超高频/微波系统的工作频率一般在915MHz、2450MHz或5800MHz。

随着无线通信技术在移动医疗领域的应用逐渐广泛和深入，移动医护设备对医院的网络提出了更高的要求，因此医院必须加强无线局域网建设，打破网络对医院发展的限制，在无线局域网的基础上实现一网多用，从而为医院的数据传输和数据共享提供便利，减少医院在基础建设方面花费的成本。

 ## 医院物联网的架构体系

物联网体系可划分为数据感知层、网络传输层和应用服务层，基于物联网的智慧医院建设是感知技术、传输技术和应用技术的综合应用。在物联网体系下的智慧医院总体架构中，数据感知层是核心，主要由传感器、电子标签、无线网关等组成，其中无线网关通常处于感知层和传输层之间，用于确保感知数据的安全。

数据感知层

只有为资产对象配备电子标签，物联网应用才能利用智能数据采集设备采集行动轨迹、人员方位、环境温湿度、业务处理流程、设备维修记录、患者生命体征数据等信息，真正实现物联互通。

医院物联网资产对象不仅包括医疗车、医疗设备、医疗器械、医疗垃圾、血液存放室、疫苗存放室和药品存放室等物品和场地，也包括医护人员、重点关注患者等人群。智慧医院利用物联网技术将标签与医院的各个资产对象关联，就能够实时获取和传输监测数据。

智慧医院使用的电子标签大致可分为有源电子标签和无源电子标签两种。有源电子标签具有内部电源供应器，能够自动完成监测数据的传输；无源电子标签没有内装电池，只有在阅读器或手持终端的读取范围之内时才能获取数据。

网络传输层

在智慧医院中，每个基于物联网的应用的基本架构都具备感知层、应用层和传输层，且各个层次之间能够互相传递数据信息，因此医院需要在数据感知层和数据传输层之间架设接入网关来为感知层数据提供安全保障，同时，医院也可以利用无线局域网和 Wi-Fi 路由器实现管理区域内的信号转化和数据传输。

智慧医院中部署的 Wi-Fi 路由器通常配备两个或两个以上的服务集标识，并引入无线局域网鉴别和保密基础结构认证机制，能够按照协议要求收发来自手持终端、标签阅读器和有源标签的数据、视频、语音、定位等。医院要确保数据的安全性和可靠性，因此医院的无线局域网只允许具有本系统合法数字证书的设备接入。

应用服务层

应用服务层能够提供连接医院物联网和医护人员、患者的 Web Service[1] 接口，推进医院的信息化平台建设，为 HIS、PACS、地图可视化系统等接入医院物联网提供便利，并实现婴儿安全管理、医疗垃圾管理、环境温湿度监测、特殊患者定位管理、危重患者防摔管理、医护人员紧急呼叫管理、重点患者紧急呼叫管理、重点患者生命体征监测、医疗物资/设备全生命周期管理等应用和数据共享。

 # 基于物联网的智慧医院应用场景

智慧医院的物联网业务支撑平台不仅集成了应用开发环境和开发工具，还具有人员管理、权限管理、事件管理、部门管理、定位管理、地图管理、报表管理、标签管理、安全管理等多种功能，能够全面采集和存储医院中物联网设

---

1 Web Service是一个平台独立的、低耦合的、自包含的、基于可编程的Web的应用程序，机器端的不同应用不再借助附加的、专门的第三方软件或硬件的情况下进行数据的交换或集成。

备的数据信息，并优化物联网设备的配置，为医院提供云服务，实现对物联网业务的集中管理、维护和优化。

以 Web Service 为基础建设的物联网业务支撑平台既能够促进 HIS、PACS等各个医疗机构信息化系统之间的数据共享，也能根据规则向数据库导入数据，为数据挖掘和数据应用提供便利。基于物联网的智慧医院应用场景如图 5-1所示。

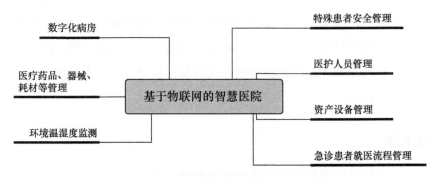

图 5-1　基于物联网的智慧医院应用场景

特殊患者安全管理

基于物联网的智慧医院会为老年人、婴幼儿、VIP 患者、传染病患者等特殊患者配备符合其实际类型的标签。该标签相当于患者在医院中诊疗的身份证，存储着患者的个人信息、就诊记录等，并集数据采集、数据存储、信号发射、频率调节、条码识别等功能于一体，医护人员只需要扫描该标签就能获取患者的信息，从而快速准确地确认患者的身份，更加高效地完成药品发放等工作。

智慧医院物联网系统还具备自动报警功能，如果特殊患者出现摔倒、生命体征数据异常等情况或有人在未经许可的情况下随意进出病区，那么系统将会及时进行自动报警，并在报警后立即通过视频监控系统获取实时画面，呈现资产名称、报警类别、报警时间、实时坐标等信息。

智慧医院物联网建设能够实现移动医护功能，医院可以通过为特殊患者配备能够紧急报警呼叫的 RFID 标签来为患者提供便利，让患者能够随时随地按下紧急呼叫按钮向医护人员寻求帮助，让医护人员能够借助系统确定患者所在位置，并通过视频实时了解实际情况。该标签的使用打破了位置对紧急呼叫的限制，让呼叫位置不再局限于病床边，能够为患者和医护人员提供更多便利。

此外，智慧医院不仅要接诊特殊患者，也要服务于普通患者。对于普通患者，智慧医院可以使用就医卡来辅助医院工作人员完成建档、诊疗、身份标示、信息记录、就医结算等操作，从而实现智慧化管理。

医护人员管理

智慧医院可以通过为医护人员配备具有紧急呼叫功能的 RFID 标签来辅助医护人员的应急处理工作。佩戴标签的医护人员可以通过标签随时随地进行呼叫求助，智慧医院物联网系统会为其自动报警，并确定其具体位置，通过视频监控及时了解现场的具体情况。与此同时，医院的其他医护人员也可以根据系统提供的位置信息快速到达现场实施救援。

在对手术室的管理方面，智能标签能够及时获取各个手术室中患者、麻醉医生、手术医生、护士及助手等人员进入手术室的时间和手术结束时间等具体数据信息，并通过对这些数据的分析发现业务流程中的不足之处，进而调整和完善业务流程，提高医务人员的工作效率。对于医院的工作人员来说，标签相当于医院内部的"一卡通"，能够为其考勤、消费、解除门禁等提供方便。

资产设备管理

医疗管理系统中的资产管理子系统具有资产维护、资产申购、资产跟踪、资产分配、资产盘点、统计报表等诸多功能，能够利用物联网技术革新资产管理系统，从而对医疗资产的整个生命周期进行可视化管理，进一步确保医疗资产的实物账与财务账一致。

医疗资产管理系统能够有效帮助管理人员掌握医疗资产的位置、数量、使用状态、使用年限、保养计划等信息，让管理人员使用手持终端扫描标签就能完成资产信息检索、资产盘点、流程跟踪等工作。具体来说，医疗资产管理人员既可以通过平台查找资产的实时定位信息和移动轨迹，快速找到未被置于预定位置的资产，也可以根据系统提示及时对资产进行养护，这不仅能够有效提高管理人员的工作效率，也有助于资产管理走向信息化。

医院资产管理系统具有医疗资产设备盘点和移动轨迹跟踪等功能，能够提高设备盘点效率，节约时间成本和人力成本，有效管理进出医院的所有设备，避免设备丢失和外借等造成的损失，并根据设备的移动轨迹实现医疗资产设备的合理配置。

急诊患者就医流程管理

为了方便患者就医，提高医院的诊疗效率，医院应优化就医流程。急诊治疗对时间和诊疗速度有着较高的要求，因此医院应重视对急诊就医流程的管理，做到节省时间、提高效率，从而避免业务流程烦琐、资源配置不合理等问题造成就诊延误，最大限度地保障患者的生命安全。

基于物联网的急诊就医流程管理系统能够记录患者在整个就诊流程中各个节点的时间，根据这些时间点生成相应的时间记录表，并分别以月、季和年为单位对表中的各项数据进行分析，从而找出急诊工作在业务流程、设备配置、工作效率、数据流通等方面的不足，及时对存在的问题进行调整，利用信息化手段提高医院在急诊中的工作效率、工作质量和服务水平，进一步优化患者的就诊体验。

环境温湿度监测

智慧医院中的环境监控管理系统能够借助物联网技术和无线局域网络连接血库、CT 室、无菌室、婴儿房、手术室、ICU 病房等区域的智能传感设备和业务支撑平台，并实时采集监测区域的温度、湿度、光照、空气质量等环境数据，如果监测数据的数值超标，那么系统就会立刻报警。这不仅最大限度地确保了环境监测的效率和准确性，还不需要人工检测，减少了人工成本支出。

医疗药品、器械、耗材等管理

医院可以通过将 RFID 标签装配到医疗药品、器械、耗材、衣物等医疗器材上来收集其在使用、管理、运输等各个流程中的运行轨迹、运行时间、操作过程等信息，且系统能够在其运行不符合既定流程或进入未经授权的领域时自动报警，从而确保各项医疗器材运作过程的规范性。

负责管理医疗器材的管理人员可以通过查看报警记录全面把握管理流程，并找出管理流程中的不足，加以改进，也可以将二维码标签、13.56M 的无源标签、900M 的无源标签分别装配到各类资产对象中，例如，医疗药品、医疗垃圾、医疗耗材、医疗器械、衣物等。由于标签产品的作用有限，还需借助指纹识别门禁系统等来严格控制资产管理权限，确保医疗器材在资产管理全过程中的安全。

在高值医用耗材的取用和归还方面，智慧医院的管理系统能够利用指纹识别门禁系统来限制无关人员进入，并自动记录所取用耗材的类型、数量、取用时间、归还时间等信息，自动生成和存储包括耗材名称、规格、余量、领用人和耗材使用患者等具体信息在内的领用记录和归还记录，且预先在系统中设定低值参数，如果某种耗材的余量低于该数值，那么管理系统将会自动发出低值提醒，以便设备科及时补充耗材。

除了医用耗材管理，医院还可以利用传感技术实时监测血库中的温度和湿度等环境数据，严格控制血液质量，保障用血安全。与此同时，利用管理系统搜集并分别以周、月、季、年为单位分析各科室的血液需求，实现更科学的血液管理。

数字化病房

随着我国社会经济的迅速发展，人们的生活水平日益提高，健康意识不断增强，对医疗和护理的要求也越来越高，因此，医院需要改善住院环境，为患者提供良好的就医体验。具体来说，医院可以利用多种信息技术建设数字化病房和综合服务管理平台，将连接无线网络的平板电脑装配到病房当中，从而让患者能够进行上网、娱乐、呼叫、查询信息、远程探视、通话等活动，让医护人员能够更加便捷地查询患者基本信息、核对用药信息等。

数字化病房是患者和医院进行沟通的平台，它不仅具有丰富的医疗护理功能，简化医护工作流程，为患者和医护人员提供方便，还具有评价功能，让医院可以根据患者对技术水平、服务态度、业务流程等各个方面的评价找出当前的不足之处并加以改进，从而达到促进医院发展的目的。

物联网智慧医院的建设原则

基于物联网技术的智慧医院建设应通过感知层打造感知数据互通的医院信息化系统，这不仅可以利用信息化的业务平台分析处理系统采集的数据，帮助患者了解自己的身体状况和实际诊疗情况，还有助于医生及时掌握患者身体状况和入院全过程的具体信息，从而确保诊断的准确性，也能帮助医院的管理人员了解医院当前的资源配置和业务流程，并根据实际情况做出适当的调整，以提高医院的工作效率和服务质量。

具体来说，智慧医院的建设原则主要有以下 6 项。物联网智慧医院的建设原则如图 5-2 所示。

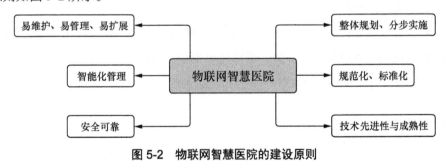

图 5-2　物联网智慧医院的建设原则

整体规划、分步实施

在推进智慧医院建设的过程中，资产管理、人员管理、流程优化等众多环节均需利用物联网技术，因此智慧医院中的物联网基础设施具有应用需求大、系统建设多的特点。

由于系统数量大且种类繁多，各个系统之间往往存在数据壁垒，导致系统中的数据不仅难以进行有效交互，管理起来也十分困难。另外，如果在建设智慧医院之前未进行科学合理的规划，那么还会出现基础设施重复建设、系统架构复杂等问题，不仅会浪费资源、拖慢建设进度，也不利于医院管理。由此可见，智慧医院建设需要提前对总体架构、实施步骤、验证指标等进行全方位、多角度的整体规划，确保系统架构的灵活性，并为数据融合和系统升级提供有效支撑。

规范化、标准化

为了提高智慧医院系统的兼容性，消除数据壁垒，实现数据共享，智慧医院建设还需确保系统设计和数据采集的规范性和标准化。在推进智慧医院系统建设时，需要预先按照国家和行业的规范标准制定统一的数据采集规范和质量标准，并在系统建设过程中严格执行该标准。

在设计整体系统架构时，既要分析各类系统建设的实际情况，做到博采众长，也要充分利用世界级的高端科技提高系统设计的科学性和先进性。另外，还要在实用的基础上根据医院当前的信息化系统特点，为其打造先进的计算机软硬件环境，并基于软件的开发思想、软件工程国家标准和面向对象的理论，进一步提高智慧医院系统设计的先进性。

技术先进性与成熟性

近年来，一系列信息技术发展迅猛，与之相关的新理念、新技术和新体系层出不穷，这促进了智慧医院系统的创新发展，但也增加了系统建设的难度。智慧医院建设要平衡好先进技术和成熟技术之间的关系，以先进性和成熟性兼备的技术体系、选品方式、设计理念等打造具有长期的可扩展性和可维护性的智慧医院系统。

安全可靠

智慧医院建设广泛应用了互联网等信息技术，且对患者和医护人员相关信息的应用需求较大，许多患者和医护人员的个人信息都需要借助互联网进行传输和存储，因此，智慧医院系统不仅要为医护人员的工作提供便利，向患者提供优质的医疗健康服务，还要为网络数据安全提供可靠保障。智慧医院系统设计主要解决以下 3 个方面的安全问题。

- 隔离内部网络和外部网络，阻止外部终端非法入侵。
- 增强安全意识，完善用户权限验证程序，防范内部的越权访问漏洞。
- 充分利用数据备份和数据加密等技术，避免意外的数据损害。

网络安全是整体的而不是割裂的，在智慧医院建设过程中要全方位综合考虑用户认证、通信数据加密、权限控制管理、无线局域网防护等各项问题，并利用多项技术和设备、多种手段从多个方面来增强智慧医院系统的安全性和可靠性。

智能化管理

建设智能化的医疗管理体系，利用具有强大的接入能力和数据处理能力的物联网，实现数据库的智能化动态负载均衡和各个频道的自动化实时射频监测，并为医院建立高度集成的物联网业务支撑管理平台，便于医院统一高效管理患者、医护人员、医疗药品、医疗设备、医疗耗材等，实现医疗资源的精准、实时统筹，最终达到医院管理智慧化升级的建设目标。

易维护、易管理、易扩展

智慧医院系统属于大型系统，涉及大量应用软件、医疗设备等资源，在采购、管理、维护、扩展、应用等方面较为复杂，因此，在系统设计环节需要采用分布式部署的方式增强系统结构的可扩展性，并简化操作界面，严格挑选供应商，确保系统的易维护性。

具体来说，智慧医院建设是对医院进行信息化、数据化、智慧化改造。智慧医院系统中包含着众多子系统，因此，在系统设计的过程中应严格按照相关技术标准开发各个子系统，确保硬件、数据接口、操作系统等方面的标准化和规范化，支持第三方系统集成，并提高系统开发的延续性。

 物联网智慧医院的落地路径

智慧医院建设不仅需要投入大量信息化、数字化、智慧化的医疗硬件设施，更要重视整合、升级、更新软件系统中的各项应用和再造业务流程。智慧医院建设需要以患者的就医需求为导向，不断提高医疗服务的效率、质量和水平。然而，若要推动智慧医院落地，还需克服技术、产品、标准化、业务模式等方面的难题。物联网智慧医院的落地路径如图5-3所示。

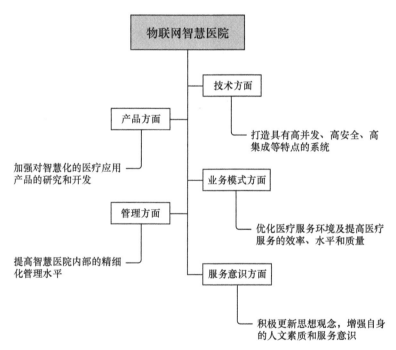

图 5-3　物联网智慧医院的落地路径

技术方面

现阶段，智慧医院建设中开发的应用系统通常是根据医院的单一需求设计而成的小系统，并未实现充分的数据融合、数据集成、数据挖掘及数据应用。

随着智慧医院建设进程持续推进，云平台、云计算、云服务在智慧医疗领域发挥出越来越大的作用，因此，智慧医院建设必须综合运用电源技术、数据挖掘技术、智能感知技术、信息安全技术、信息融合技术、异构网络互联互通技术和高性能并发处理技术等，打造具有高并发、高安全、高集成等特点的系统，并加快技术创新的步伐，大力培育拥有自主知识产权的核心技术和产品。

产品方面

从目前的智慧医院建设来看，近些年研发的产品存在功能不全面、不成熟等问题，也没有建设出完善且规范的产品开发应用和管理系统。医疗产品在厂家、协议、类型等方面的差异性导致各个产品之间存在数据壁垒，为数据融合带来了困难。因此，医疗行业系统集成商应加强对智慧化医疗应用产品的研究和开发，并在选取试点落地应用后逐步推广普及，从而充分满足智慧医院的应用需求。

业务模式方面

智慧医院建设具有建设周期长、建设成本高等特点，没有哪个医院能够在智慧医院建设中一次性投入大量资金。对医院来说，推进智慧医院建设是一个循序渐进的过程，建设目的是优化医疗服务环境及提高医疗服务的效率、水平和质量。在智慧医院建设计划落地实施之前，医院必须对该项目的投资回报率做出准确的分析，并根据分析结果来完善整个产业链，以小规模、渐进式的建设方式逐步推进智慧医院建设。

管理方面

就目前的建设情况来看，医院十分重视医疗基础设施建设，不断补充各类医疗设备，却忽视了对内部管理层面的建设。智慧医院建设是一项十分复杂的工程，医院需要完善的科学管理制度对其进行规范和指导，进而提高智慧医院内部的精细化管理水平。如果医院未能在智慧医院建设过程中实现精细化管理，那么就难以切实强化医院的内部管理，也就无法实现医疗服务效率和质量的提高及就医流程的革新。

服务意识方面

智慧医院建设的作用是有限的，若要大幅提高医务人员的服务水平，医院还需加强对整个医疗团队的素质培养。医院的医务人员需要积极更新思想观念，摒弃传统服务模式，并不断增强自身的人文素质和服务意识，这不仅能够有效避免沟通矛盾和医疗纠纷，改善医患关系，也能够让医务人员和患者取得良好的沟通效果。

总之，智慧医院建设需要综合运用多种智能化技术构建和使用智慧医疗信息网络平台体系，并围绕患者需求打造患者、医务人员、社会保障部门、医疗服务提供商等多方智能互联的管理体系。这既能有效缩短患者的待诊时间，也有助于增强医疗服务的安全性和便捷性，而高质量的医疗服务也能够进一步优化患者的就医体验。

第6章　数智变革：医院数字化转型路线图

数字化转型能给医院带来什么？

为了顺应数字经济时代的快速发展趋势，响应"数字中国"建设战略，我国各行各业开始进行数字化转型，医疗行业也不例外。经过多年的探索与实践，我国医院在数字化转型方面取得了不错的成果，下面对我国医院数字化转型的需求及数字化转型给医院带来的好处进行具体分析。医院数字化转型的需求、价值与优势如图 6-1 所示。

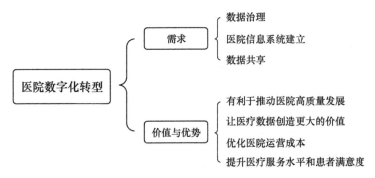

图 6-1　医院数字化转型的需求、价值与优势

医院数字化转型的需求分析

（1）数据治理

医院数字化管理需要借助各类医疗数据来实现，虽然医院为了推进数字化转型建设了很多信息系统，但这些信息系统是由不同的厂家提供的，各个系统相互独立，数据无法互联互通，而且每个系统都有自己的数据结构，数据标准、数据口径各不相同，这给数据整合带来了一定的困难。

为了做好数据治理，将医疗数据的价值充分发挥出来，医院必须统一数据标准，创建数据中心与数据仓库，促使不同系统之间的数据互联互通，做好数据存储与开发。

（2）医院信息系统建立

信息化是数字化的基础，医院想要完成数字化转型，必须做好信息系统建设。医院信息管理系统主要是借助各种信息技术提高各项业务的开展效率，帮助医务人员减轻工作负担，辅助管理者做出科学决策。

目前，大部分医院已经建成了药品库存管理系统、门诊挂号系统、划价收费系统、综合查询系统等多种类型的信息管理系统，但仍无法满足医院的信息化管理需求。为了解决这一问题，医院还需要建设智能决策支持平台，根据自身的运营特点建设医院专属的运营决策数据门户，实现数据驱动决策，将医疗数据的价值充分释放出来，提高医疗质量与水平。

（3）数据共享

医院在开展信息化管理的同时要做好数据共享。医院内部数据共享主要是打通各科室、各环节、各院区的数据，实现内部资料与患者信息的共享，对所有数据进行统一管理。医院外部的数据共享就是要推进医联体、医共体建设，将同一个区域内的医疗资源整合到一起，提高医疗服务体系的整体效能，为分级诊疗奠定良好的基础，以便更好地满足人民群众的健康需求。

医院数字化转型的价值与优势

（1）有利于推动医院高质量发展

根据国务院办公厅在 2021 年 6 月印发的《关于推动公立医院高质量发展的

意见》的相关要求，公立医院要改变粗放式管理模式，转向精细化管理。数字化转型对医院改变运营模式有着积极的推动作用。

在完成数字化转型之后，管理者会改变凭经验决策的模式，转向数据支持下的精准决策，提高管理质量。同时，医院的组织架构将变得更加透明，管理标准也将变得更加具体，医务人员可以制定更加清晰明确的责任目标，医院管理将逐渐从线下管理升级为线上管理，助力医院实现高质量发展。

（2）让医疗数据创造更大的价值

经过数据治理，医院筛选出大量有价值的临床数据，包括大量诊断数据及愈后数据，并利用大数据、人工智能等技术对这些数据进行分析，形成最佳诊疗方案，辅助医生做出准确判断，让患者享受到更优质的诊疗服务。除了临床数据，医院还能获得很多用于科研的数据，提高科研水平，将实际诊疗案例当作医护人员日常学习的辅助资料，提高医护人员的专业素养，提高医疗服务的水平与质量。

（3）优化医院运营成本

数字化转型可以优化医院的人力成本结构，改变系统与医护人员之间的关系，从原本的系统辅助医护人员转变为医护人员辅助系统，从而减少机械式岗位设置。因为系统取代医护人员完成了大量工作，所以医务人员的工作量大大减少，节省了人力成本，减少了人工操作导致的失误，提高了医院工作效率及患者的满意度。

另外，在数字技术的辅助下，医院可以对医疗设备及医用物资的使用情况进行全方位监管，将每台医疗设备的使用情况记录下来，发现故障并及时预警，防止发生意外；还可以对医用物资耗材进行科学管理，防止医用物资与耗材丢失、浪费等情况的发生，最大限度地降低医院的运营成本。

（4）提升医疗服务水平和患者满意度

数字化转型可以提高医院诊疗的智能化水平，对患者需求做出快速响应，保证医生所做的所有临床决策都是为了满足患者需求，符合患者的切身利益。另外，在数字化转型的过程中，医院还可以利用大数据、人工智能等新兴技术研究更多便民医疗设备与系统，优化诊疗流程，为患者就诊提供便利。

总而言之，数字化转型可以提高医院的运营效率，辅助医院建立"以患者为中心"的诊疗体系，利用大数据、人工智能等数字技术提高医疗服务水平与质量，推动医院实现高质量发展。

 # 医院数字化转型的 4 个维度

对于医院来说，数字化转型意义重大，具体表现在：优化诊疗流程，提高诊疗效率，保障医疗质量，为患者提供更便利、更优质的诊疗服务，创建医疗联合体，辅助医院开展分级诊疗，创建更科学的绩效考核体系，改善医疗服务行动等。虽然数字化转型可以为医院带来很多好处，但数字化转型并非易事，需要从以下 4 个维度切入。医院数字化转型的 4 个维度如图 6-2 所示。

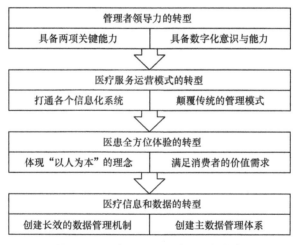

图 6-2　医院数字化转型的 4 个维度

管理者领导力的转型

医院的数字化转型是一项非常复杂的工作，涉及很多内容，需要管理者做好顶层规划，从人力、物力两个方面提供支持，需要各部门、各科室协作，共同推动数字化转型战略落地。为此，医院管理者必须具备强大的沟通能力、公信力与影响力，能够协调各科室、各部门的关系，增强全体员工的凝聚力，上下一心共同推动数字化转型。

对于想要或者正在推进数字化转型的企业来说，其领导者要具备两项关键能力，一是变革愿景，二是前瞻性思维。前者可以帮助领导者了解技术演变趋势及商业发展趋势，后者可以赋予领导者应对上述变化的能力。

基于这一理论，医院想要完成数字化转型，其管理者必须具备数字化意识与能力，主动引领医院开展数字化变革，并对结果负责。同时，医院管理者还要具备全局观及强大的决策能力，要对数字化转型涉及的各种问题进行统筹考虑，对数字化转型节奏进行统一规划。最重要的是，医院管理者要深刻地认识到数字化转型是一件涉及范围广、投入大、周期长的任务，很难在短期内看到效益，因此必须具备长期发展理念。

医疗服务运营模式的转型

医院数字化转型的目的是全面提高医院的管理能力与服务能力，打造智慧医疗、智慧管理与智慧服务。为了实现数字化转型，我国很多医院开始探索信息化、数字化与智慧化的发展道路，建设了很多信息化系统，能够为各科室提供充足的数据支持，但这些信息化系统往往相互独立，彼此之间无法互联互通，存在非常严重的"信息孤岛"现象，使收集到的数据无法被充分开发、利用，无法为医院的管理决策提供强有力的支持。

为了解决这一问题，医院要打通各个信息化系统，建设统一的数据、管理与运营平台，促使各个信息系统彼此交互，各项业务实现联动，对业务开展的整个过程进行跟踪，收集相关数据，颠覆传统的管理模式，创造一个全新的管理模式，切实提高医疗工作效率，保证医疗工作的质量与安全。

医患全方位体验的转型

医院数字化转型是"以人为本"理念的具体表现。进入信息时代以来，消费者的价值需求发生了较大的改变，对于患者这一消费群体来说，他们不仅希望获得健康，还希望获得更加便捷、优质的诊疗服务。

近年来，互联网诊疗、远程诊疗等新型医疗服务对患者的消费行为产生了一定的影响，这些服务的出现不仅提高了医疗行业的数字化、智能化水平，减少了患者的就医流程，让患者享受到更便捷的医疗服务，而且在一定程度上改变了医生的工作方式，尤其是移动查房、远程诊疗、病历共享等服务的出现，更是极大地提高了医生的工作效率，给医生工作带来极大的便利。

医疗信息和数据的转型

进入数字化时代之后，数据成为医院的核心资源，为医院的数字化转型奠定了良好的基础。虽然医院掌握了大量数据，但其中大部分属于多源异构数据，处理难度很大，再加上这些数据分属于不同的系统，彼此之间无法实现互联互通，数据价值得不到充分挖掘，而且存在部分内容重复建设等问题。

为了解决这些问题，医院需要制定数据业务标准，完善管理流程与管理职责，创建一个长效的数据管理机制，为数据交互与分析奠定良好的基础。另外，医院还要创建主数据管理体系，统一数据口径，实现数据共享，促进信息交互，提高数据质量，促使数据实现跨部门、跨系统利用，提高数据的重复利用率，利用数据支持管理者做出精准决策，进而提高医院的运营管理能力。公立医院主数据平台示例如图 6-3 所示。

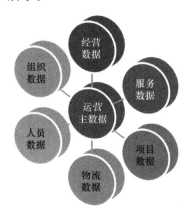

图 6-3 公立医院主数据平台示例

业财融合：医院数字化财务之路

医院数字化转型不仅涉及技术变革，还涉及很多其他层面的内容。在战略层面，医院要形成开放、共享理念；在业务层面，医院要实现去单一化、"去中心化"的深度融合；在流程层面，医院的各个流程要相互连接，实现高效流转；在财务层面，医院要摒弃传统的财务流程，重新定义财务人员的工作职责，统一基础数据的标准，提高财务数据共享水平，对供应商的财务与业务表单进行共享，打造自动化的财务流程，实现智能化审核，切实提高财务运行效率，推动财务实现数字化转型。

在医院的数字化转型过程中，财务的数字化转型非常重要，因为财务部门掌控着整个医院的资金流与信息流，而充足的资金是医院数字化转型的重要基础。在医院数字化转型的背景下，为了满足医院精细化运作的需求，财务部门必须打破传统财务的边界，积极推进业财融合，引入现代信息技术来推进数字化转型，为医院的经营决策提供强有力的支持。

基于业财融合的数字化转型的路径

（1）流程再造：高效整合业务流程

在业财融合的背景下，医院的数字化转型首先要对业务流进行改造，具体方法如下。

- 对医院的业务流程进行梳理，发现其中的风险点，明确关键控制点，去除多余的审批流程，提高业务办理效率。
- 通过系统流转推动业务开展，大力推广线上审批，提高审批效率，节省线下审批签字所消耗的时间。
- 在系统内添加关键审核点，自动识别重复业务，避免人为原因导致同一业务的审批结果不一致。

- 利用光学字符识别等技术对各种票据进行验证，从中提取关键信息并进行存储。
- 采用银企直联、银医互联的方式对各项费用进行线上审批，以免造成不必要的资金损失。
- 通过关联字段促使各个业务财务系统实现数据互联，自动提取关键的财务信息，通过内置的凭证规则自动生成会计凭证。
- 收集并存储各类财务信息，形成电子会计档案，推动整个财务流程实现数字化转型。

（2）数据共享：提升财务工作效率

大部分医院的财务数据只对财务人员及审计人员开放，其他部门的员工使用数据必须通过财务人员进行查询，例如，药学部的员工使用药品费用数据，医务处的员工查询医疗收入数据等，整个流程非常烦琐，需要耗费大量时间与精力。

财务数字化的主要目的是提高财务部门的服务能力，用优质的服务为业务赋能。具体来看，想要基于业财融合实现数据共享，就必须在医院管理系统和供应商系统中增加财务数据模块，与财务系统对接，向数据使用者开放数据查询权限，并对数据查询范围做出一定的限制，允许数据使用者下载导出部分数据，以满足数据使用者对财务信息的需求，以丰富的数据支持业务开展，并与外部服务对象增进交流与合作，对数据进行共享，利用数据的同步性与交互性缩短财务周期，创建一个标准、规范的财务处理过程。

业财融合背景下医院数字化转型的应用

（1）线上物资采购平台流程设计

医院在日常运行的过程中需要消耗一些办公用品、非医用耗材、实验材料、科研试剂等物资及测试服务，这些物资的消耗量不大，但需要经常采购，而且涉及的人群范围比较广，需要分批次报销，耗时长、效率低，各采购人员无法交流互动，无法对供应商做出统一评价。

为了解决这一问题，很多医院以供应商平台为基础搭建线上物资采购平台，利用线上招标或比价代替传统的审计审价流程。采购人员登录该平台之后，可以像网上购物一样选择商品并下单，冻结经费预算，进行线上审批，审批通过后，订单信息会发送给供应商，由供应商安排发货，然后采购人员指定第三方验收货物、核销预算。供应商通过供应商平台以月为单位向医院开具电子发票，将付款信息定期传递给财务系统进行结算，并通过财务系统对电子发票进行整合，形成电子会计档案。

在线上物资采购模式下，供应商可以通过供应商平台查询回款信息，采购人员可以通过采购平台对供应商进行评价，查询供应商的等级信息，在最短的时间内选出最合适的供应商，节省采购时间，保证供应商可以对业务需求做出及时响应。

（2）线上合同管控平台实践

根据医院规定，如果采购的设备、服务涉及的金额比较大，需要组织招标，并进行严格审计，选定供应商之后签订经济合同。而经济合同的种类比较多，审批时间比较长，审批效率比较低，人工管理方面存在很多问题，例如管理流程不规范、用章不规范、把关不严格、付款情况难追溯等。

为了做好合同管理，医院与供应商共同搭建了基于OA的信息协作平台，支持采购双方在线上签订合同，实现管理制度化、制度流程化、流程表单化、表单责任化。在此平台的支持下，采购方可以在线发起采购；供应商可以通过供应商平台补充信息与附件；合同管控平台可以通过内置合同模板生成合同，对合同进行线上审批；电子签章会全程留下痕迹，为付款追溯提供支持。

此外，基于OA的信息协作平台会定期向财务系统推送应付款到期信息，并通过财务系统将付款状态回传，允许供应商查询所需信息。通过多系统的数据交互与业务协同，合同管理效率得以大幅提升，合同执行风险大幅下降。

凯撒医疗：数智化变革与实践启示

任何行业的数字化转型都需要各个部门相互配合，所有成员共同努力，尤其需要业务、组织与技术的共同驱动，医院的数字化转型也是如此。数字化转型的三大领域如图 6-4 所示。

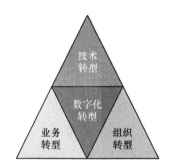

图 6-4　数字化转型的三大领域

组织转型指的是医院颠覆原有的组织架构、运行机制、组织文化和人才培养模式，实现创新发展。一场成功的组织转型至少需要经过以下 5 个步骤。

- 医院管理者明确数字化转型目标，构建绩效基础架构，为数字化转型提供必要的指导。
- 为转型举措配备相应的财务指标，通过财务指标将转型业务的影响反映出来。
- 形成得到医院全体员工认可的变革管理理念与行为，引领医院的数字化转型与变革。
- 医院要关注团队建设，组织员工进行数字化知识与能力的培训，弥补员工之间的能力差距。
- 医院要注重员工数字化能力的培养，建设人才梯队，为数字化转型奠定良好的人才基础。

业务转型指的是医疗机构通过对整个价值链进行数字化变革来完善运营指标，包括利用数字技术增加医疗服务收入，降低采购、研发成本，优化现金流等。

技术转型指的是搭建有利于医院数字化转型的物联网架构和技术生态系统。医院数字化业务能否成功打造试点并推广应用，在很大程度上取决于医疗物联网架构是否合理。在整个架构中，数据架构是充分发挥数据价值，实现数据驱动决策与行动的关键，而整体架构则需要始终以数字化转型为目标。

医院的数字化转型同样需要做好组织转型、业务转型与技术转型，下面以凯撒医疗的数字化转型为例进行分析。

1945 年成立的凯撒医疗集团是美国最大的私立非营利性医疗机构，经过多年经营与探索形成了涵盖医院、患者与保险机构三方主体的医疗模式。凯撒医疗通过管理式医疗对患者进行闭环管理，以减少患者的医疗费用支出，保证医疗质量，让患者的病情得到有效缓解，健康状况得到明显改善，享受到更加优质的就医体验。

事实上，凯撒医疗数字化转型的萌芽早在 2000 年初就已经出现，只不过当时凯撒医疗思考的是如何整合医疗资源，为患者提供个性化的治疗方案。为了实现数字化转型，凯撒医疗做了很多工作，其数字化转型可以划分为 5 个阶段，具体分析如下。凯撒医疗集团的数字化转型历程如图 6-5 所示。

（1）多院区一体化阶段

2004—2010 年，凯撒医疗与美国最大的电子病历制造商 EPIC 合作，投入40 亿美元建立了一套覆盖门诊、住院、预约挂号、医生排班、肿瘤专科等多个业务场景的电子病历系统，并在旗下 36 家医院和 341 家诊所推广应用。在 1.6万名医疗人员的合作下，凯撒医疗借助这套电子病历系统完成了数据整合工作。

（2）线上互联网化阶段

在搭建电子病历系统的同时，凯撒医疗开始尝试对医疗资源与患者进行精细化管理，搭建患者门户，推出线上问诊、转诊、检验检查结果、处方管理等服务。截至 2010 年，凯撒医疗集团已拥有 860 万名会员，并尝试利用 ICD10

编码对患者数据进行标准化管理，同时按照联邦政府出台的健康保险携带与责任法案对患者隐私及数据安全进行保护。

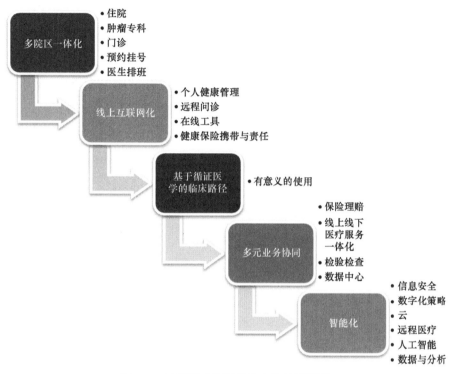

图 6-5　凯撒医疗集团的数字化转型历程

（3）基于循证医学的临床路径阶段

从 2011 年开始，美国医疗保险和医疗补助服务中心开始使用 Meaningful Use 对各个医疗机构的医疗质量进行考核，结果发现凯撒医疗不但可以按照循证医学对患者进行诊疗，而且面对医学指南及医学文献未曾提到的罕见病，也可以从自己的数据库中快速检索到相似病历，根据以往的治疗方案及治疗结果为患者制定最佳的治疗方案，逐渐形成一个标准化的临床治疗路径。

（4）多元业务协同阶段

2010—2015 年，凯撒医疗集团围绕保险理赔、线上线下医疗服务一体化、现金流管理、药房管理等搭建了多个信息化平台，并完善了数据中心，优化了无线网络。其中，凯撒医疗的数据中心主要有两大功能：一是支持医护人员实时查询需要的信息，为医护人员的临床工作提供科学指导；二是支持管理人员、医护人员进行数据挖掘与分析，并利用数据分析结果为患者制定最优的诊疗方案。

（5）智能化阶段

从 2018 年开始，凯撒医疗进入数字化转型的智能化阶段，开始积极引入新技术、新设备，开展远程医疗，维护数据安全，上线基于数据的云应用等。同时，凯撒医疗开始积极研发基于电子病历的各种应用，包括辅助诊疗系统、慢性病管理系统、疾病风险监测预警系统等，以降低患者的诊疗费用，带给患者更优质的诊疗体验。

经过多年的努力，凯撒医疗的数字化转型取得了初步成效，形成了比较成熟的数字化转型方案，经营规模也有了大幅提升。

第三部分

AI 医疗

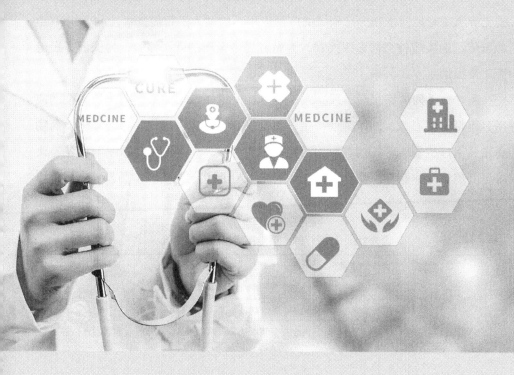

第 7 章　未来医疗：AI 驱动下一代医疗科技

 AI 赋能医疗数字化转型

简单来说，AI 医疗就是"AI+医疗"，即机器学习、自然语言处理、计算机视觉等人工智能技术在医疗领域的广泛应用。借助人工智能技术，AI 医疗有望颠覆传统的疾病检测与诊疗模式，为患者提供全新的就医体验，为保证居民健康质量提供新方式。

经过一系列的探索与实践，人工智能在医疗领域形成了一些比较典型的应用，包括医学影像、临床辅助决策、精准医疗、健康管理、医疗信息化、药物研发及医疗机器人等。这些应用可以降低医疗成本，提高诊疗水平与质量，改善患者的就医体验，为整个诊疗过程赋能。AI 医疗的主要应用场景及应用价值见表 7-1。

表7-1　AI医疗的主要应用场景及应用价值

应用场景	主要细分类别	应用价值
医学影像	疾病筛查	提高筛查效率，降低误诊 / 漏诊率
	辅助诊断	提高诊断准确性，实现疾病精准分级、分期
临床辅助	决策辅助	治疗方案辅助决策、术前规划、手术导航和预后评估等

（续表）

应用场景	主要细分类别	应用价值
精准医疗	基因检测	提升检测效率及准确率，更好地辅助疾病治疗
健康管理	可穿戴设备	实现健康状况实时监测和评估
	虚拟护士	加强患者日常管理，减少患病风险
医疗信息化	虚拟助理	提升导诊、分诊等环节的工作效率，提升用户体验
	电子病历	保证数据的标准化、结构化，并最终实现辅助临床决策
	公共卫生信息化	在疾病预测、传染病溯源分析等方面发挥作用
药物研发	研究开发	用于靶点发现、化合物快速匹配等，大幅缩短研发周期、降低成本，提高研发成功率
	临床试验	提升临床试验效率，实现临床数据的智慧化管理
医疗机器人	手术机器人	提升手术精确度，提升手术成功率
	康复护理机器人	缓解康复医疗资源稀缺的问题，提高患者康复质量
	医疗服务机器人	用于智能导诊、消毒杀菌等环节，实现降本增效

行业发展历程

AI 医疗的发展深受市场需求、人工智能技术及相关政策的影响。具体来看，我国 AI 医疗从诞生到现在大致经历了 3 个发展阶段。

- **萌芽阶段（1978—2013 年）**：我国 AI 医疗的研究刚刚起步，重点是创建临床知识库，涌现出"关幼波肝病诊疗程序""中医计算机辅助诊疗系统"等，但没有在临床上得以应用。

- **起步阶段（2014—2019 年）**：我国人工智能技术取得了较大突破，AI 医疗领域的创新热情空前高涨，相关技术与产品在一些细分场景实现了落地应用，头部企业凭借技术、资源等优势形成了竞争壁垒。

- **商业化探索阶段（2020 年至今）**：AI 医疗领域有多款产品获批国家药品监督管理局三类医疗器械经营许可证，一些头部企业递交招标书，行业开始进行商业化探索。

AI医疗产业链

AI 医疗产业链可以划分为上游、中游、下游 3 个层级，各层级的功能具体分析如下。

- 上游主要为企业提供基础技术与设备支持。基础技术包括数据挖掘技术、算法，设备包括诊断设备、治疗设备、康复设备等，代表性企业包括碳云智能、北京连心医疗、北京大数医达、商汤科技、上海依图、寒武纪等。

- 中游是 AI 医疗产业链的核心，主要包括向医疗机构与患者提供 AI 医疗服务的企业，代表性企业有上海联影智能、上海钛米机器人、上海宇道等。这些企业开发出智能影像辅助诊疗系统、导诊机器人、辅助诊疗、语音电子病历、智能医药研发等医疗人工智能产品，这些产品在医疗行业的各个场景得到了广泛应用。

- 下游主要包括医疗机构、代理商、药店、患者等，以医学影像、虚拟助手、药物研发、健康管理、疾病风险预测、病历 / 文献分析等为主要应用场景。

人工智能的应用对诸多领域产生了深刻的影响，许多行业都在积极寻求与人工智能的结合发展。在这种大形势下，很多实力型企业十分看好人工智能医疗的未来前景。在具体应用方面，目前人工智能医疗的发展仍局限在机器分析、辅助诊疗方面。尽管如此，与其他人工智能产业（例如无人驾驶汽车）相比，智能医疗行业在技术、法律方面的阻力更小一些，落地难度更低一些，且蕴藏着巨大的发展潜力。

如今，图像识别、语音识别等技术都取得了进一步的发展，依托这些技术发展起来的泛人工智能医疗产业也得到了更加有力的技术支持。总体来看，智能医疗产业链各个环节的发展都逐渐走向成熟，越来越多的创业企业加入该领域。

 驱动 AI 医疗的"三驾马车"

随着语音交互、计算机视觉和认知计算等技术的不断成熟，人工智能在各个行业实现了渗透应用。在医疗行业,人工智能技术的应用极大地提高了医疗服务水平与效率,相关应用成果也反向推动人工智能与医疗健康行业深度融合。

随着 AI 医疗的快速发展,相关产品与技术不断涌现,该行业将爆发出巨大的市场空间。国际数据公司(International Data Corporation,IDC)预测,到2025 年,全球人工智能应用市场规模将达到 1270 亿美元,其中 AI 医疗市场占比将达到 20%。而 AI 医疗的发展主要取决于三大因素的驱动,驱动 AI 医疗的"三驾马车"如图 7-1 所示。

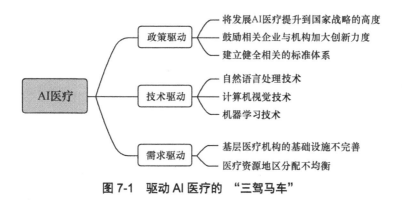

图 7-1　驱动 AI 医疗的 "三驾马车"

 ## 政策驱动:AI 医疗产业进入规范发展期

近年来,国务院、工业和信息化部、国家药品监督管理局围绕人工智能在医疗行业的应用颁发了许多政策文件,将发展 AI 医疗提升到了国家战略的高度,明确了医学影像、智慧医院、医疗机器人、新药研发等多个细分领域所拥有的重要价值,鼓励相关企业与机构加大创新力度,促进相关技术与产品实现推广应用,建立健全相关的标准体系,以期通过这些措施促进 AI 医疗实现创新发展。

下面对我国各部委发布的与 AI 医疗有关的政策进行总结分析。我国医疗 AI 相关政策见表 7-2。

表7-2　我国医疗AI相关政策

时间	部门	政策	主要内容
2017/7	国务院	《国务院关于印发新一代人工智能发展规划的通知》（国发〔2017〕35 号）	推广应用人工智能治疗新模式新手段，建立智能医疗体系；探索智慧医院建设，开发人机协同的手术机器人等设备；基于人工智能开展研究和新药研发，推进医药监管智能化
2018/7	国家卫生健康委员会	《关于深入开展"互联网＋医疗健康"便民惠民活动的通知》（国卫规划发〔2018〕22 号）	加快推进智慧医院建设，改造优化诊疗流程。推进智能医学影像识别、病理分型和多学科会诊及多种医疗健康场景下的智能语音技术应用，提高医疗服务效率
2020/8	国家标准化管理委员会、中央网信办、发展和改革委员会等五部委	《国家新一代人工智能标准体系建设指南》	围绕医疗数据、医疗诊断、医疗服务、医疗监管等，重点规范人工智能医疗应用在数据获取、数据隐身管理等方面的内容
2021/2	工业和信息化部	《"十四五"医疗装备产业发展规划》	促进影像诊断装备智能化、远程化、小型化、快速化、精准化、多模态融合化、诊疗一体化发展
2021/7	国家药品监督管理局	《人工智能医用软件产品分类界定指导原则》	明确人工智能医用软件产品的范围、管理属性和管理类别，提出明确要求，进一步加强人工智能医用软件产品的管理
2022/8	科学技术部	《关于支持建设新一代人工智能示范应用场景的通知》（国科发规〔2022〕228 号）	针对常见病、慢性病、多发病等诊疗需求，基于医疗领域数据库和知识库的规模化构建、大规模医疗人工智能模型训练等智能医疗基础设施，运用人工智能可循证诊疗决策医疗关键技术，建立人工智能赋能医疗服务新模式。重点面向县级医院，提升基层医疗服务水平

技术驱动：赋能医疗AI行业创新发展

目前，人工智能技术迎来了新的发展浪潮，相关理论与技术实现了跨越式发展，语音识别、人脸识别、机器学习等技术取得了重大突破，并进一步与各行各业加快融合。在此形势下，人工智能与医疗行业的融合程度不断加深，计算机视觉、自然语言处理、机器学习等技术在医疗行业的各个场景实现了较为广泛的应用，促使医疗服务水平得到了大幅提升。

（1）自然语言处理技术

自然语言处理技术支持人与计算机通过自然语言进行交互，在电子病历、健康管理、药物研发等医疗场景中能够实现广泛应用。以电子病历为例，医院可以利用自然语言处理技术将诊疗记录、医嘱等以标准化的形式记录下来，形成电子病历。

（2）计算机视觉技术

计算机视觉技术赋予机器识别、跟踪、测量的能力，让机器代替人开展一些工作，在医疗信息化、医学影像、药物研发等医疗场景中能够实现广泛应用。例如，依托计算机视觉技术的智能导诊机器人可以识别患者的基本信息，包括性别、年龄等；智能影像诊断系统可以对 CT、磁共振影像等进行分析，自主完成图像分割、特征提取等任务。

（3）机器学习技术

机器学习技术通过对学习样本数据进行深入分析，发现数据隐藏的内在规律，赋予机器理解分析及智能决策等能力，能够在医疗行业的各个场景实现广泛应用。例如，机器学习可以通过对大量临床影像数据进行分析，为诊疗过程提供辅助，可以通过对分子结构进行分析与处理，缩短药物的研发周期。

需求驱动：缓解医疗资源分布不均等问题

目前，我国医疗资源呈现出总体分布不均、优质的医疗资源过度集中的特点，主要表现在以下两个方面。

一方面，我国基层医疗机构的基础设施不完善，优质的医疗资源不足，城乡居民仍需前往大城市的三级医院进行诊治，没有很好地解决看病难、看病贵的问题。

根据国家卫生健康委员会发布的《2021 年我国卫生健康事业发展统计公报》：截至 2021 年底，我国共有约 3.66 万家医院，在全国医疗机构总数中的占比约为 3.5%，完成诊疗人次 38.8 亿次，在总诊疗量中的占比约为 45.8%；基层医疗卫生机构约 97.8 万个，在全国医疗机构总数中的占比约为 94.8%，完成诊疗人次 42.5 亿次，在总诊疗量中的占比约为 50.2%。

通过这一组数据可以明显看出，在我国，少量的医院承接了繁重的诊疗任务，大量基层医疗机构没能发挥出应有的价值，导致大量医疗资源被浪费。

另一方面，我国大量优质的医疗资源主要集中在经济发展水平较高的大城市，尤其是一、二线城市及东部沿海地区的城市，三线及三线以下城市、中西部地区城市的医疗资源相对不足。根据《2021年我国卫生健康事业发展统计公报》，截至2021年底，我国执业（助理）医师428.7万人，平均每千人口执业（助理）医师3.04人。

AI医疗可以通过辅助诊疗、远程诊疗等手段为基层医疗机构赋能，在一定程度上可以解决我国高水平医生数量不足及城乡居民看病难的问题。例如，机器学习经过大量训练，可以帮助医生快速识别病灶，提高疾病诊断的准确率与效率，缓解医生数量不足等问题。

 # AI 智慧医疗的未来发展路径

AI在医疗行业的深入应用及医疗行业的智能化转型，不仅需要先进技术的支持和行业企业的努力推进，还需要政府做好顶层规划，发挥监管作用，共同为"AI+医疗"行业的发展创造一个良好的环境。AI智慧医疗的未来发展路径如图7-2所示。

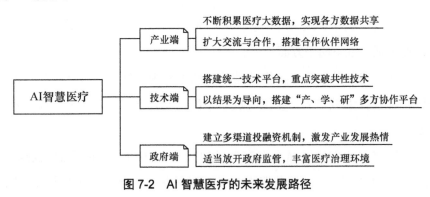

图 7-2 AI 智慧医疗的未来发展路径

产业端

（1）不断积累医疗大数据，实现各方数据共享

高质量的数据是人工智能发挥作用的重要基础，因此，医疗机构、药物研

发与生产企业、医疗设备生产企业等医疗行业的参与者必须不断收集高质量的数据，而且要用统一的标准对数据进行整合，将非结构化数据转化为结构化数据，将患者患病全周期的数据完整地记录下来。

同时，医疗机构与各类企业要逐步开放数据，彼此共享数据。虽然在短期内，数据共享尤其是核心数据的共享很难实现，但从长远看，数据共享是大势所趋，也是促进整个行业健康发展的必由之路。

（2）扩大交流与合作，搭建合作伙伴网络

为了推动 AI 与医疗行业更好地融合，医疗机构、医疗类高等院校、医疗企业要增进交流与合作，对国家相关政策及国外的创新技术进行深入研究，与自身的比较优势相结合，为医疗行业的智能化转型规划一套科学的发展方案。这个方案要涵盖医疗智能化的目标、标准、商业模式、盈利模式等方方面面的内容。

同时，"AI+医疗"行业的各参与主体要联合起来搭建合作伙伴网络，畅通医疗服务、人工智能技术供给方与需求方的沟通渠道，增进彼此之间的合作，共同推进技术创新，完善服务体系，推动医疗行业实现智能化转型。

技术端

（1）搭建统一技术平台，重点突破共性技术

近年来，在企业与资本的共同努力下，人工智能关键共性技术取得了重大突破，为人工智能在各行各业落地应用奠定了良好的基础。接下来，"AI+医疗"行业的参与者应该搭建统一的技术平台，对相关的技术标准进行整合，突破技术难点，建立海外研究中心，积极学习海外的先进技术，并建立健全人才培养体系。

随着人工智能领域的关键共性技术取得重大突破，人工智能有可能在医疗行业的各个领域实现落地应用，在算法技术、感知技术、数据平台等方面取得重大突破，并将各项先进技术转化为实际应用，对"AI+医疗"行业的发展产生积极的推动作用。

（2）以结果为导向，搭建"产、学、研"多方协作平台

"AI+医疗"行业的"产、学、研"机构要组建智能制造技术联盟，在做好产权保护的前提下开放数据、算力与算法，畅通信息流通渠道，为创新企业提供企业注册、项目申报、税务等服务，促进各方深入交流，促使各类资源实现高度共享，从而产生"1+1＞2"的效果。同时，高等院校要加快人才培养，科研机构要加大技术开发力度，医疗机构要积极引入技术与人才，让技术与人才在实践中得到提升，帮助高等院校及科研机构根据实践效果不断完善课程内容，提高技术的实用性。

政府端

（1）建立多渠道投融资机制，激发产业发展热情

作为一个新兴的高科技产业，人工智能产业的发展需要大量资金支持，人工智能在医疗行业的深入应用同样需要大量资金。为了解决相关企业融资难的问题，政府要出台专门的补贴政策与贷款方案，鼓励银行、民间资本加大对"AI+医疗"行业的投资，通过这种方式引导医疗行业的科技企业、创业企业及医疗企业积极转型，同时吸引更多围观者进入。

另外，为了降低初创企业的创业风险，稳定"AI+医疗"行业的创业环境，政府可以适当地向中小型初创企业进行政策倾斜，例如，向创业企业发放政策补贴、成果返税等，鼓励更多创业企业参与进来，激发行业发展热情。

（2）适当放开政府监管，丰富医疗治理环境

新兴行业在发展过程中可能因为监管机制不完善、配套政策不健全等原因出现一些问题。"AI+医疗"行业因为有人工智能的参与，更要加强监管。因为人工智能的自动学习能力比较强、迭代速度比较快，一旦放松监管可能出现令人意想不到的问题。从长远的角度看，政府需要逐步放开产品性能检测，简化注册审批流程，为 AI 在医疗行业的应用创造一个宽松、自由的环境，让"AI+医疗"在实践中建立一套科学的评价体系与完善的监管审批标准，不断提高医疗行业的智能化水平，创造一个更健康的医疗治理环境。

"AI+ 疫情治理"应用解决方案

疫情防控离不开全社会的共同努力，如何引导民众正确地认识疫情，如何组织疫情防控，如何降低疫情对生产、生活造成的影响，如何减少疫情造成的经济损失及如何在做好疫情防控的同时保护疫情防控人员的生命安全，成为亟须解决的问题。

人工智能在疫情防控领域的应用不仅极大地提高了疫情防控效率，在一定程度上也解决了疫情防控人员不足的问题，而且可以代替疫情防控人员进入危险性比较高的工作环境，承担一些高风险的任务，在很大程度上降低疫情防控人员被感染的风险。另外，人工智能应用于疫情防控还能处理一些突发情况，具体分析如下。

AI疫情预警：有效预测和防控疫情

在疫情防控过程中，人工智能可以作为重要的预警手段。通常传染病的暴发都是分阶段的，初期传播范围小，传播速度慢，是防控的最佳时期。但经常因为信息滞后，防控措施不完善，导致疫情快速传播，逐渐失控。

虽然在现阶段的疫情防控中，AI 预测系统的结果只能作为参考，但这个结果对疫情防控具有重要的指导意义。AI 疫情预警系统能够从多个维度对环境因素、疫情因素进行分析，快速发现疫情高发地区，指导当地政府及疫情防控机构及时采取措施快速进行疫情筛查和病情诊断，防止疫情大规模暴发。

AI 疫情预警有两个重要的数据出口，一是民众端，二是公众端。AI 疫情预警系统在预测与防控传染病的过程中，可以在民众端对民众的个人情况进行监测，对个人患病的概率进行分析，以达到疫情预警与管理的目的；可以在公众端通过对公众数据进行分析，利用人工智能算法对数据进行深度挖掘与分析，从中找到疫情传播规律，以实现疫情防控与预警。

此外，AI 疫情预警系统还可以通过对新闻舆论及相关环境数据进行分析，对疫情暴发做出预测。基于人工智能系统的种种优点，未来，人们会对人工智能在疫情防控领域的应用予以高度重视。

AI舆情分析：有效避免民众焦虑和恐慌

人工智能可以通过搜索、分析大数据，让政府人员及疫情防控人员第一时间掌握舆情动态，聚焦民众最关心的问题，发布最真实、最可靠的消息，防止虚假言论扰乱民心，引起恐慌。在疫情防控过程中，信息的真实性及信息传达的及时性非常重要。

首先，疫情防控机构可以利用大数据技术为疫情防控期间的信息传递与交流提供便利；其次，国内的权威媒体可以利用自然语言处理技术及时发现谣言，进行辟谣，同时结合真实的数据帮助政府制定合适的政策，安抚人心，缓解民众的焦虑情绪，因为在疫情防控的过程中，良好的心态发挥着十分重要的作用。

此外，在大数据技术的支持下，各地方政府与疫情防控机构可以迅速掌握疫情发生后的人员流向，了解涉疫人员的分布态势，预测可能被感染的人员数量，及时做好物资准备，防止物资短缺引发的社会骚乱。

AI外呼：有效提高疫情排查效率

AI外呼平台利用以自然语言处理技术为基础的认知智能技术，支持用户通过语音、文字进行互动，了解疫情防控的最新情况。

在实际应用中，AI外呼平台的主要功能是自动拨打居民电话，采集居民的疫情信息，包括什么时间到过什么地方、乘坐什么交通工具、什么时间返回等，自动生成触达统计报告，并根据居民的回答对疫情做出初步诊断。相较于人工电话询问，AI外呼平台将疫情调查效率提高了数百倍。除了疫情调查，AI外呼平台还可以向居民普及疫情防控知识。

AI路径追踪：精准判断疫情发展走向

人员流动是导致疫情扩散的主要原因，而我国大约有14亿人口，每天都有规模庞大的人群乘坐各种交通工具跨区域流动，在这种情况下，普通的统计方法无法发挥出应有的效果。如果数据充足，人工智能就可以利用自身强大的计算能力，对乘车人的行程信息进行分析，判断疾病传播概率与范围。

此外，相关部门与技术公司还可以通过对乘车人的出行数据进行分析，结合地图数据、航空数据、移动通信数据、电商消费数据等进行建模分析，辅助政府部门与疫情防控机构对疫情防控做出科学决策。

AI远程教育：保障教学有序开展

疫情可能会导致很多学校无法正常开学，针对这一问题，教育部要求政府、学校和社会多方协作，实现"停课不停教，停课不停学"。在该领域，AI 教育发挥了重要作用。AI 教育通过引入智能决策系统对教育资源进行智能化管理，辅助专家对教学质量进行科学把控。

另外，基于 AI 的智能导学系统可以提高学习质量与效率；基于 AI 的智能仿真软件可以让学生远程做实验；基于 AI 的远程教育可以让学生居家学习，帮助教师全面把控学生的学习状态，提高课堂教学效率。AI 教育系统能够为学生制订合理的学习计划，为学生提供丰富的学习资源，辅助学生更高效地学习。

第 8 章　应用场景：AI 重构传统医疗产业链

 虚拟助理：人类医生的好助手

AI 赋能医疗行业，首先要与医疗行业的各个环节深度融合，相关技术与产品要在医疗行业的各个领域实现深度应用。从具体实践来看，目前，AI 在医疗行业的应用主要集中在虚拟医疗助理、医疗诊断、药物研发、健康管理、器械生产五大领域。下面我们首先分析 AI 技术在医疗虚拟助理中的应用场景。

医疗类虚拟助理能够与患者进行沟通互动，并根据患者提供的信息寻找病因。从这个角度出发，虚拟助理主要包括两种：一种是通用类虚拟助理，以 Siri 为代表；另一种是医疗健康虚拟助理，例如应用于医疗领域的虚拟助理。这两种虚拟助理是不同的，通用类虚拟助理率先进入市场，拥有庞大的数据及资本基础；医疗健康虚拟助理具有明显的专业属性，需要在监管方面投入更多的精力。

虚拟助理具有明显的成本优势，随着技术水平的提高，其能够用于更多疾病的诊断，可以作为人类医师的辅助工具推动医疗行业的发展。随着时间的推移，医疗检测工具、机器学习技术会得到进一步发展，虚拟助理将在医疗领域承担更重要的角色，甚至能够取代部分人类医生进行智能化医疗诊断。

以英国 AI 诊疗公司 Babylon Health 为例，其推出了医疗领域的专用虚拟助理产品。该公司拥有自己的医学症状数据存储系统，该系统中收录的案例数量达 35600 个。该产品主要用于为患者提供初步的医疗咨询及诊断服务。相较于传统模式下的人工全科医生诊疗方式，虚拟助理的诊断效率更高，成本消耗更低，能够为企业带来可观的利润。

这款医疗健康虚拟助理的应用过程分为以下两个阶段。

- **第一阶段**：虚拟助理利用自然语言处理技术与患者进行沟通互动，获知患者的症状表现，将收集到的信息与数据库中的信息进行对照，据此为患者提供咨询服务。目前这类应用主要集中于诊断骨科、肝脏、肾脏疾病等方面。
- **第二阶段**：虚拟助理基于数量更大、种类更丰富的数据库，以及更熟练的技术应用，能够被应用到更多疾病的诊断中。

在国内医疗领域，虚拟助理主要应用于智能问诊、药物推荐、导诊机器人三大场景（虚拟助理的三大应用场景如图 8-1 所示），具体分析如下。

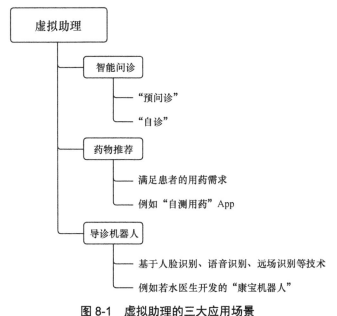

图 8-1　虚拟助理的三大应用场景

智能问诊

在虚拟助理应用的三大场景中，智能问诊领域的虚拟助理产品最多。简单来说，智能问诊就是通过语音交互模式自动对患者病情进行诊断，为医生与患者提供参考。具体可以细分为"预问诊"和"自诊"两种类型，前者可以解决医生与患者沟通效率低的问题，后者可以解决医生人数不足的问题。

"预问诊"就是患者完成挂号后，登录医生 App 或者微信公众号，点击"智能问诊"，按要求输入相关信息，一般包括患者的基本个人信息、症状、既往病史、过敏史等。智能问诊系统会根据这些信息对患者的病情做出初步判断，形成诊断报告，发送给医生，让医生尽快了解患者病情，从而缩短问诊时间。

"自诊"就是患者通过智能手机、平板电脑或者计算机登录相关的应用或平台完成智能问诊，获得诊断报告，对自己的病情有大致了解。目前，智能问诊系统吸引了很多企业布局，不仅包括阿里巴巴、百度、搜狗、科大讯飞等头部技术服务公司，还包括康夫子、半个医生等创新型企业。

药物推荐

药物推荐产品的主要功能是满足患者的用药需求，简单来说就是"吃什么药""怎么吃"等。在虚拟助理应用的三大场景中，药物推荐是一个比较小众的应用场景，代表性企业有北京馨康源健康科技有限公司、小乔机器人、九大夫、半个医生等，代表性产品包括"自测用药"App，这个 App 能够基于后台算法系统，根据患者的症状及严重程度给出用药建议。

导诊机器人

导诊机器人利用人脸识别、语音识别、远场识别等技术，借助人机交互系统识别患者身份，引导患者按照规定的流程就医，帮助患者挂号，向患者普及知识等。目前，导诊机器人凭借可爱的外表和强大的功能被很多医院引入，代表性产品包括若水医生开发的"康宝机器人"、纳月荷智能科技开发的"Andy 机器人"等。

医疗诊断：AI 重塑诊疗服务全流程

医疗诊断可以分为 3 个环节——诊断前、诊断中和诊断后，每个环节都出现了 AI 应用的典型场景。AI 重塑诊疗服务全流程如图 8-2 所示。

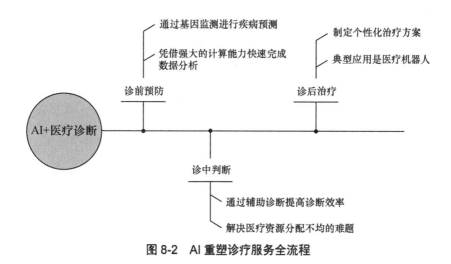

图 8-2　AI 重塑诊疗服务全流程

诊前预防：通过基因监测进行疾病预测

人工智能应用于基因检测，不仅可以让基因检测变得更专业，还可以提高基因检测效率，预防某些疾病的发生。基因检测是通过对人体血液、细胞等含有 DNA 成分的组织进行检测，对人类染色体所包含的 30 亿个碱基对组成的核苷酸序列进行测定，绘制基因图谱，识别其搭载的基因及基因序列，明确疾病的发病机制，对被检测者容易患的疾病类型做出精准预测，从而指导被检测者改善生活习惯，做好预防措施。

基因检测需要检测的基因组数量极多，仅依靠传统的人工检测不仅耗时耗力、成本极高，而且检测的准确率较低。人工智能应用于基因检测，可以凭借强大的计算能力快速完成数据分析，将检测的基因组与现有数据库中的数据进行对比，快速找到发生突变的位点，判断其可能引发的疾病，通过增强解读基因能力，提供科学的干预方案，预防该类疾病的发生。但是，即便有人工智能技术的辅助，基因检测依然是一项复杂且困难的项目，成本较高。

诊中判断：通过辅助诊断提高诊断效率

人工智能应用于诊中判断可以解决我国医疗行业面临的一个严峻问题——医疗资源分配不均，基层医疗机构的医疗服务无法满足患者需求。在医学快速发展的同时，医学专业划分越来越细致，培养了一大批高素质的专科医生。在大型医院，专科医生大多会被安排到独立的科室，接诊对症的患者，但基层医疗机构的科室设置没有那么精细，专科医生面对复杂的病情可能无法做出更准确的判断。人工智能辅助诊断的出现为这一问题提供了有效的解决方案。

人工智能辅助诊断设备可以利用自然语言处理、计算机视觉、机器学习等技术，结合患者档案上的基本信息，对患者的检测结果进行深入分析，了解患者的病症，将其病症表现与数据库中的信息进行对比，通过合理推断得出患者可能患有的疾病类型，并生成诊断结果及治疗方案供医生参考，辅助医生做出正确诊断。治疗结束后，人工智能辅助诊断系统要收集此次治疗数据，继续丰富自己的数据库。目前，一些三甲医院已经开始尝试应用人工智能辅助诊断系统来解决医疗资源不足、诊断效率较低的问题。

例如，复旦大学附属肿瘤医院引入了智能导诊机器人、智能助理等设备，可以自动为患者提供分诊、导诊服务。患者按要求上传病史资料之后，AI 引擎会对患者的病情进行自主分析，根据病情的严重程度为其匹配医生，将专家资源优先分配给病情严重的患者，并引导患者快速找到相应的科室，完成就诊。

此外，在初诊阶段，复旦大学附属肿瘤医院引入了自助量血压、测脉搏、测体温的设备，支持患者自助完成基本检测，并同步上传检测结果。患者检测完成后就可以前往医生诊室进行下一步的诊断，整个过程耗时不会超过 10 分钟，就诊效率得到了明显提升。

诊后治疗：制定个性化治疗方案

人工智能技术在诊后治疗环节最典型的应用就是为患者制定个性化治疗方案。制定治疗方案首先要对疾病风险进行评估，然后再根据患者的病情制定个性化治疗方案，这个过程需要处理大量数据。人工智能凭借强大的计算能力可以大幅度提高数据处理效率，对突变位点和疾病之间的潜在联系进行深入挖掘，提高人们对基因的解读能力，促使疾病预测、分析结果更加精准，为个性化治疗方案的制定提供强有力的支持。

目前，人工智能在诊后治疗环节的一个典型应用就是医疗机器人。常见的医疗机器人包括手术机器人、康复机器人、输液药物配置机器人、胃肠镜检查机器人等。这些医疗机器人的应用不仅减轻了医生的工作压力，而且可以支持开展远程医疗，在一定程度上缓解了医疗资源分布不均的问题。尤其是面对高传染性疾病，医疗机器人的应用可以大幅度降低医护人员被感染的风险。

但由于医疗机器人及远程诊疗、远程手术等技术的研发成本过高，对 5G、人工智能等技术的依赖较强，再加上相关技术不够成熟，使用过程中可能存在很大风险，所以医疗机器人只能在一些经济实力较强的大型医院试点应用，现阶段还无法得到普及。

 ## 药物研发：降低新药研发成本

药物研发涉及方方面面的内容，不仅要研发新药物，还要对药物进行筛选、对药物的副作用进行预测、对药物的治疗效果进行跟踪记录等。传统的药物研发周期较长，成本较高。人工智能应用于药物研发，可以对化合物的构效关系（即药物的化学结构与药效的关系）进行深入分析、对小分子药物晶型结构进行预测。因为同一种药物的晶型不同，其外观、溶解度、生物有效性等会表现出巨大的差异，进而会对药物的稳定性和疗效产生影响。可以说，利用人工智能技术能够在药物研发方面有效节约成本。

一方面，在进行新药筛选的过程中，要对备选药物的安全性进行推断。在针对某种疾病选择相应的药品构成时，可能会出现备选药物数量过多、安全性检测难度较大的情况，此时人工智能中的搜索算法能够对这些备选药物的安全性进行快速分析。

另一方面，首次开发出来的药品需进行多轮实验，这个环节会耗费大量的时间与成本。如果在实验之前用人工智能技术对药品的风险进行初步判断，将安全性较低、风险较大的候选药物排除，就能加快整个实验的进程，并降低实验成本。

> 硅谷 AI 公司 Atomwise 在药物研发领域取得了突出成就。该公司依托超级计算机进行数据处理，借助智能算法、人工智能技术对药品研发的各个环节进行监测，提前分析新药研发的安全性，减少后期研发的资金、资源浪费。通过应用 IBM 的蓝色基因超级计算机，该公司能够以平行方式同时进行多种任务的处理。2015 年针对埃博拉病毒进行药物研发时，该公司在一周之内就完成了药物搜索工作，并将成本控制在 1000 美元以下。
>
> 除了进行新药开发，该公司也帮助合作公司进行候选药物预测。在合作过程中，该公司能够对药品的治疗效果进行预测。与此同时，Atomwise 还联手第三方企业和学术机构，共同在药物挖掘领域展开布局，通过为生物科技公司、制药公司提供相关服务拓展收入来源和渠道。

人工智能应用于药物研发不仅可以缩短新药研发时间，降低新药研发成本，还使个性化药物研发有了实现的可能，甚至可能改变传统的"平均"用药的观念。"平均"用药观念指的是一种药物在临床上对大多数人有效，就视为对所有人有效，但事实并非如此。

> 以肿瘤治疗为例，不同肿瘤患者的基因各不相同，导致他们的生物学行为及对同一种治疗药物的临床反应存在较大差异。而借助人工智能技术

研发个性化的治疗药物，可以为肿瘤患者提供更具针对性的治疗方案，切实提高治疗效果。目前，有很多药企开始尝试利用人工智能技术进行药物研发，在研发的药物种类中，肿瘤治疗类药物的占比超过了 2/3，其他种类的药物将有序拓展。

健康管理：重构医疗健康服务模式

AI 应用于健康管理主要集中在 3 个领域，分别是 AI+预防管理、AI+医院管理和 AI+分级诊疗（人工智能在健康管理中的三大应用如图 8-3 所示），具体分析如下。

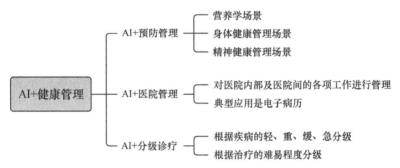

图 8-3　人工智能在健康管理中的三大应用

AI+预防管理

按照传统的医疗逻辑，患者总是先患病，再寻求治疗方案。而随着人们的健康管理意识不断提升，医疗逻辑也发生了一定的改变，从先患病再治病转变为预防管理，防止疾病发生。人工智能应用于疾病的预防管理，可以通过基因检测等技术对被检测者的患病情况进行预测，为其提供个性化的健康指导方案，例如饮食、起居、运动等方案，预防疾病的发生，降低患病风险。

目前，基于 AI 的疾病预防管理市场刚刚起步，属于一个新兴市场，吸引了很多企业前来布局，代表性企业包括国外的 Validic、Welltok 等公司，以及国内的碳云智能和妙健康等公司。在这些公司的探索下，基于 AI 的疾病预防管理市场形成 3 个具体的应用场景，分别是营养学场景、身体健康管理场景和精神健康管理场景。

- 在营养学场景中，人工智能可以对目标用户的基因序列进行分析，为其提供合理的饮食建议，帮助其调整饮食结构，实现营养均衡。
- 在身体健康管理场景中，智能可穿戴设备可以实时收集用户的健康信息，帮助其养成健康的生活习惯，保持身体健康。
- 在精神健康管理场景中，人工智能可以对监测到的用户情绪信息进行分析，判断用户的心理状态，给出调整建议，保证心理健康。

AI+医院管理

AI 应用于医院管理，主要是对医院内部及医院之间的各项工作进行管理，其中比较典型的应用就是电子病历。

电子病历的应用推动了病历结构化，可以对病历中隐藏的信息进行深入挖掘，获取有价值的信息。人工智能技术的应用可以将非结构化的医疗数据转化为结构化的医疗数据，降低医疗数据挖掘难度，促使医疗数据在各个医院之间自由流通，为医院管理提供强有力的支持和依据。

AI+分级诊疗

分级诊疗就是让不同级别的医疗机构承担不同级别的疾病的治疗，以整合不同医疗机构的医疗资源，提高医疗体系的运作效率。

分级诊疗的分级标准有两个，一是根据疾病的轻、重、缓、急分级，二是根据治疗的难易程度分级。分级诊疗要通过医联体与智能云服务的相互协调来实现。其中，医联体涵盖了大型医疗机构、基层医院、乡镇医疗机构等各个级别的医疗机构，可以通过影像云平台对数据和人才进行统一管理，最终实现分级诊疗。

器械生产：赋能医疗器械智能制造

2021 年 12 月，工业和信息化部办公厅、国家药品监督管理局印发《关于组织开展人工智能医疗器械创新任务揭榜工作的通知》，按照聚焦临床需求、立足良好基础、鼓励技术创新、完善支撑环境等原则设置了八大揭榜任务：第一大类是智能产品类任务，包括智能辅助诊断产品、智能辅助治疗产品、智能监护与生命支持产品、智能康复理疗产品、智能中医诊疗产品 5 项任务；第二大类是支撑环境类任务，包括医学人工智能数据库、人工智能医疗器械临床试验中心、人工智能医疗器械真实世界数据应用中心 3 项任务。

人工智能的应用为我国医疗行业突破发展困境、解决发展难题提供了强有力的支持。目前，我国人口老龄化问题愈发严重，高血压、糖尿病等慢性病患者的数量越来越多，而且呈现出往低龄化蔓延的趋势，导致人民群众的医疗健康需求不断攀升。人工智能医疗可以在一定程度上解决我国中西部地区医疗资源供给不足的问题，推动医疗行业转型升级，更好地满足人民群众的医疗健康需求。

另外，人工智能还为我国高端医疗器械产业的发展提供了新思路。一直以来，我国高端医疗器械行业面临着整机制造水平不高、关键技术依赖进口等问题。人工智能的应用可以提高高端医疗器械控制系统、成像系统的智能化水平，提高产品性能，缩短产品的迭代周期，助力整个行业摆脱对国外医疗器械的依赖，实现独立自主发展。

我国AI医疗器械产业的发展现状

目前，我国 AI 医疗器械产业正处在快速发展阶段，取得了以下成就。

（1）AI 医疗器械产业生态基本成型

在 AI 医疗器械产业生态体系中，医院、诊所等传统医疗卫生机构负责数据搜集工作，提供了海量数据资源；人工智能算法研发企业与医疗信息化企业、医疗器械企业合作共同主导医疗产品研发，为医疗卫生机构赋能，形成一个完整的产业生态闭环。随着人工智能技术的不断发展及其在医疗器械行业的深入应用，AI 医疗器械行业有望涌现出许多典型产品，包括智能辅助诊疗产品、智能监护与生命支持产品、智能康复理疗产品等。

（2）AI 医疗器械的技术水平不断提升，产品能力不断成熟

基于不断成熟的深度神经网络技术，AI 医疗器械图像识别和语音识别的准确率得以大幅提升，而且可以对复杂的医学数据进行处理，从中提取有价值的信息。另外，基于快速发展的算力技术，AI 医疗器械可以在手术、监护等医疗场景中实现广泛应用。

（3）AI 医疗器械的商业化应用取得了重大突破

自 2020 年 1 月我国首款第三类人工智能医疗器械获批上市开始，我国已经有 20 多款 AI 医疗器械获批上市，这些医疗器械覆盖了肺结节、糖网、冠脉狭窄、骨折、放射治疗等多种疾病，未来还将在更多类型的疾病中得以应用。越来越多的 AI 医疗器械获批上市标志着我国 AI 医疗器械产业已经走过科研探索阶段，进入商业化发展阶段。

基于AI技术的医疗器械智能化生产

基于 AI 技术的医疗器械智能化生产，是指利用 5G 等通信技术将机器人、数控机床、3D 打印等设备连接在一起，打造一个自动化的生产过程，并利用传感器、计算机视觉等感知技术收集医疗器械生产过程中产生的数据，借助工业以太网将数据传输至工业服务器，然后利用制造执行系统（Manufacturing Execution System，MES）、数据收集系统等软件系统对数据进行处理，借助企业资源计划优化生产方案，最终实现智能化生产。

在实现智能化生产之前，首先要对生产流程进行智能化改造。因为医疗器械的各个生产流程是连续的，而且生产工艺比较简单，容易实现数字化。为了做到这一点，相关企业要对各个生产流程的数据进行整合，利用深度学习、强化学习等技术对数据进行动态分析，为实时决策提供必要支持。以生产流程的智能化为基点，对后续的服务环节进行智能化改造，打造智能化的供应链，最

终全面实现生产智能化。

　　智能化的供应链不仅可以提高医疗物资的运输效率,而且可以实现无接触式配送。例如,在新型冠状病毒感染疫情暴发初期,一些科技公司向武汉地区捐赠了智能机器人,用来承担运输任务。在运输过程中,智能机器人可以自动识别、避开障碍物,实现医疗物资的点到点运输,有效减少了人与人之间的直接接触,对一线医护人员、援助人员起到了一定的保护作用。

第 9 章 AI 技术在医学影像中的应用与落地

 AI 赋能医学影像变革

随着 AI 技术的不断成熟，医疗机构开始尝试将其应用于医学影像、药物挖掘、病例分析、临床决策支持、健康管理、语言识别、病理学等众多场景。其中，AI 在医学影像领域的应用可以解决很多问题，这些问题包括由医学影像科医生资源不足导致的检查效率较低、图像不清晰和病理诊断结果不准确等。为了促使 AI 与医学影像更好地融合，充分释放 AI 的价值，全国各大医院启动了智能影像识别、智能诊疗助手、智能诊疗方案等诸多试验项目。

其实，相较于药物挖掘、健康管理等场景，AI 在医学影像的应用要成熟很多。

医学类数据库 PubMed 曾对 2012—2020 年医学文献中提及的热门机器学习算法和深度学习算法进行了归纳总结，发现以下内容。

- 应用频率最高的是支持向量机[1]算法，应用场景有两个，一是医学影像分

---

1 支持向量机（Support Vector Machine，SVM）是一种监督式学习的方法，可广泛地应用于统计分类及回归分析。它是将向量映射到一个更高维的空间里，在这个空间里建立一个最大间隔超平面。在分开数据的超平面的两边建有两个互相平行的超平面，分隔超平面使两个平行超平面的距离最大化。

析，二是成像生物标志物识别。

- 应用频率居于第二位的是神经网络算法，应用场景包括生化分析、图像分析和药物开发。
- 应用频率最低的是逻辑回归，应用场景同样有两个，一是疾病风险评估，二是临床决策辅助。

总体来看，在 PubMed 统计的医学文献中，使用到的与医学影像分析和图像分析有关的算法占比极高。

AI医学影像的概念与工作原理

医学影像是利用 CT、核磁共振、X 射线等设备，以非侵入的方式获取患者内部组织影像，涉及影像诊断学、放射学等多个学科及内视镜、医疗用热影像技术、脑波图、脑磁共振血管造影等多项技术。

AI赋能传统医学影像的发展

AI 医学影像以医学影像为基础，不断拓展成像数据的应用范围，充分释放成像数据的价值，重点解决传统医学影像领域的以下两类问题。AI 参与医疗影像诊断的方式如图 9-1 所示。

（1）医学影像数据感知及分析

AI 应用于医学影像数据感知与分析，主要是利用计算机视觉技术、深度学习算法等来提高影像数据分析的效率与准确率。

在医学影像领域，计算机视觉技术主要被用来进行图像处理，包括对医学图像进行分割、图像配准、图像融合、图像重建、图像压缩等。因为相较于传统图像处理技术，基于 AI 的计算机视觉技术可以更高效、更精准地处理动态的影像，所以其被用来升级各类医学成像设备的成像技术，辅助医疗器械的定位与导航。

深度学习算法可以模拟人类的神经网络，对多个非线性处理层进行排列组合，对原始的医学影像数据进行逐层分析，提取不同层面的抽象特征，进行分类预测。深度学习算法可以对隐含着大量图像特征的医学影像进行分析，其应用于医学影像数据分析极大地提高了数据分析效率。

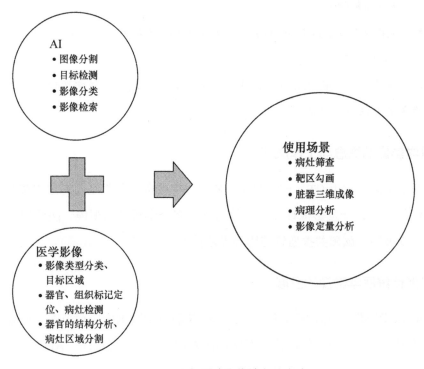

图 9-1　AI 参与医疗影像诊断的方式

（2）医学影像数据与其他类型数据融合处理及分析

医学影像之所以对疾病诊断非常重要，是因为它可以反映患者身体某个部位的结构与代谢情况，隐含着丰富的可供挖掘的信息，而医学影像中隐藏信息的挖掘高度依赖于计算机。

如果能够将医学影像数据与患者的生理体征、身份信息、病史、基因信息等数据相结合，就能让计算机从更高维度对医学影像数据进行分析，从中提取重要的特征信息，发现疾病背后隐藏的关联因素，辅助医生做出更准确的分析与诊断。不过，医学影像数据与其他类型数据的融合并非易事，需要借助 AI 及机器学习技术来实现。

"AI+ 医学影像"产业链全景图

医学影像产业链涵盖的主体比较多,包括供应商、医疗机构、支付方和患者。在整个产业链中,医疗机构处于核心地位,医疗机构中的公立医院则是绝对的核心。

目前,医保已经成为医疗行业的主要支付方式之一,而只有公立医院、基层医疗卫生机构,以及少数私立医院支持使用医保,这就再次增强了公立医院在医学影像产业链中的核心地位。供应商为公立医院提供其所需要的各种服务,例如医疗设备、诊断服务及科室运营服务等,其中科室运营服务又包括科室前期筹备、日常运营所需的各种服务。医学影像产业链如图9-2 所示。

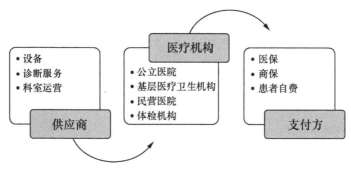

图 9-2　医学影像产业链

AI 医学影像的产业链由上游、中游、下游3 个部分构成。上游主要包括硬件提供商、软件提供商、算法平台与数据平台;中游主要包括各种类型的企业,例如设备型企业、技术型企业和互联网科技企业等;下游主要包括各级医疗机构、保险公司及患者。AI 医学影像产业链如图9-3 所示。

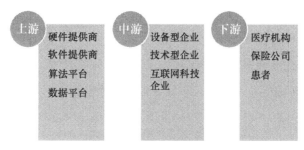

图 9-3　AI 医学影像产业链

上游市场

在上游市场中，硬件提供商主要提供 AI 医学影像设备所需的各种硬件设备，包括微控制单元、专用集成电路、数字信号处理器、精密电阻、电源芯片、传感器等元器件；软件提供商主要提供 AI 医学影像设备所需的软件或系统，包括影像采集软件、影像归档和输出系统、影像打印系统等；算法平台与数据平台主要为人工智能产品提供学习资料及训练所用的各种数据，以提高人工智能产品的适应性。

中游市场

中游市场中的 3 种类型的公司具体分析如下。

（1）设备型企业

设备型企业主要经营各种类型的 AI 医学影像设备，代表性企业包括国外的通用、菲利普、西门子、瓦里安、医科达，以及国内的联影、迈瑞等。这些企业通过为医疗机构提供 AI 医学影像设备获利，同时获取所需的数据。当然，为了支持 AI 业务发展，这些企业也经营一些其他业务。

（2）技术型企业

技术型企业大多拥有核心技术及先进的算法，很早就开始对 AI 在医学影像领域的应用进行探索，并且形成比较成熟的方案，备受资本青睐，代表性企业包括连心医疗、脉流科技、依图科技、汇医慧影、深睿科技等。这类企业的发展需要大量资金的支持，其资金来源主要有两条路径，一是融资，二是企业营收。因此，对于这类企业来说，资本支持非常重要。

（3）互联网科技企业

互联网科技企业大多掌握着比较先进的人工智能技术，而且经济实力雄厚，可以在 AI 医学影像行业进行跨界布局，最有希望在医学影像应用层取得重大突破，代表性企业包括谷歌、微软、阿里巴巴、腾讯、百度等。

下游市场

下游市场主要包括各级医疗机构、保险机构与患者。

（1）各级医疗机构

对于 AI 医学影像企业来说，各级医疗机构（尤其是二甲及以上等级的医院）是主要消费终端，可以通过对其出售或者出租 AI 医学影像设备获利。因为二甲及以上等级的医院拥有更多高质量的医疗数据，可为算法学习提供强有力的支持，而且资金实力比较雄厚，患者资源比较多，有能力、有必要订购 AI 医学影像设备。

（2）保险公司与患者

保险公司与患者是最终付费方，也是医疗机构及 AI 医学影像企业获得利润的主要来源。

 "AI+ 医学影像"的应用场景

随着人工智能技术的不断发展，医学影像数据不断丰富，人工智能在医学影像领域得到了广泛应用。应用方向主要包括医学影像智能识别、智能辅助诊断疾病、智能勾画靶区、智能判断病理切片、影像设备的图像重建等，具体分析如下。

医学影像智能识别

医学影像识别是智慧医疗的一个细分领域，也是近年来发展十分迅速的一个产业项目。医学影像涉及规模庞大的数据信息，即便是经验丰富的医生处理这些信息时也颇费精力，不仅如此，医学影像识别对医生的专业要求较高。相比之下，用 AI 技术进行图像识别，不仅能够提高识别的精准度，还能降低时间成本。

随着深度学习技术的发展，人工智能的图像识别能力也在不断提高。作为辅助工具被应用到医疗诊断中的人工智能，能够通过深度学习在数据系统中搜索相关病历，据此实施诊断。

以美国智慧医疗初创企业 Enlitic 为例，该公司分别在 2015 年和 2016 年被极具影响力的技术商业类杂志《麻省理工科技评论》评选为"全球 50 家聪明的公司"之一。Enlitic 推出的智能图像识别产品能够对 X 光照片和 CT 图像进行解读，判断患者体内是否存在恶性肿瘤，还能利用深度学习技术对医疗图像数据中具有价值的信息进行提取，对疾病特征进行分析。

目前，该公司正利用超声技术开发新产品，旨在利用 AI 技术，通过软件系统进行影像解读，最终推出一款能够进行疾病诊断的设备。Enlitic 虽为初创公司，但得到了全球范围内知名人工智能风险投资机构的支持，其产品开发有望在将来取得突破式进展。

对于医学影像企业而言，是否采用人工智能技术直接关系到企业整体的竞争力。调查结果显示，通过引进人工智能技术，初创企业大大降低了人力成本。相反，如果采用传统的人工模式开展运营，为了与医生进行互动，企业必须配备专业的客服团队。这个团队不仅要包含一般的客服人员，还要引进专业技术人员，总体人员规模需要超过 30 人。

智能辅助诊断疾病

（1）智能辅助诊断肺部疾病

目前，很多国内医院都使用"AI+CT 影像"来识别肺结节，对人工识别容易漏诊的 6mm 以下的实性结节和磨玻璃结节识别的准确率能够达到 90%，而且可以准确定位结节位置，准确描述结节的大小、密度及性质等。此外，也有医院尝试利用"AI+CT 影像"来筛查其他的肺部疾病，例如肺结核、气胸、肺癌等。

（2）智能辅助诊断眼底疾病

在眼底疾病方面，目前有医院利用 AI 技术来筛查糖尿病患者最容易出现的视网膜血管病变——糖网病。这种疾病在发病初期没有临床症状，而一旦出现症状就已经错过了最佳治疗期，严重情况下会导致眼盲，因此该疾病的及时识别和治疗十分重要。

据统计，我国糖尿病患者数量超过 1 亿人，糖网病筛查任务艰巨。如果仅依靠人工读片，不仅筛查效率极低，而且很容易出现误诊、漏诊等问题。为了解决这些问题，有医院尝试将 AI 应用于眼底读片，对糖网病进行初筛，解决医生资源不足、读片效率低、筛查准确率不高等问题。最重要的是，AI 应用于眼底读片，不仅可以识别糖网病，还可以发现其他的眼底疾病，例如青光眼、老年性黄斑变性、白内障和黄斑裂孔等。

（3）智能辅助诊断脑部疾病

近年来，脑出血、脑动脉粥样硬化、颅内动脉瘤等脑部疾病的发病率持续提升，尤其是脑出血，它是一种高风险且治疗难度极高的疾病。

"AI+头部 CT"应用于脑出血治疗，可以利用机器视觉与深度学习技术迅速定位脑出血区域，对脑出血量做出精准计算，判断患者是否存在脑疝，并在几秒钟之内完成影像评估，辅助医生对患者情况做出准确判断，制定更科学的治疗方案，将脑出血对患者的损伤降至最低。

（4）智能辅助诊断神经系统疾病

近几年，一些医院的神经科尝试利用 AI 来诊断癫痫、阿尔兹海默病、帕金森病等神经系统疾病。AI 可以对患者的影像数据进行处理，将其与正常人群的数据进行对比分析，发现代谢异常的病灶，通过计算获得病灶的大小与位置，为医生提供治疗方案，并给出每种治疗方案可能产生的治疗效果，供医生参考。

（5）智能辅助诊断心血管疾病

AI 可用于心血管疾病诊断，利用深度学习技术和图像处理技术对 CT 数据进行深入分析，利用特定算法对冠状动脉易损斑块进行评估，为冠心病诊断提供辅助，并辅助医生制定支架手术置入方案。此外，AI 还可以用于主动脉疾病、主动脉瘤等心血管疾病的诊断。

智能勾画靶区

目前，在肿瘤治疗方案中，放疗是一种必不可少的治疗手段。为了保证放疗效果，医生必须准确定位病变器官，并对其进行精准勾画。因此，在放疗之前，医生往往要耗费 3 ～ 5 小时的时间在 CT 图像上，对器官及肿瘤位置进行标注。AI 的应用可以提高肿瘤标注的效率，提高靶区勾画的准确率，尽量减少靶区勾画不准确对治疗效果造成的不良影响。

智能判断病理切片

病理切片筛查与诊断对医生的专业知识与经验提出了较高的要求，而且整个过程非常复杂，需要医生投入大量的时间与精力。即便是经验丰富的医生，也很难避免因为一些微不可察的细节做出错误判断。AI 应用于病理切片筛查，通过学习病理切片细胞层面的特征，不断完善病理诊断的知识体系，可以切实提高病理切片的读片效率和诊断结果的准确率。

影像设备的图像重建

AI 应用于医学影像时，利用图像映射技术对采集到的信号进行处理，输出与全采样图像同等质量的图像，然后利用图像重建技术对低剂量的 CT 和 PET[1] 图像进行整合，输出高剂量图像，为临床诊断提供更加准确的图像依据。

"AI+ 医学影像" 的商业化落地

目前，AI 医学影像的应用场景主要有两个：一是应用于医疗健康市场，辅助医生进行疾病监测与诊断；二是应用于大健康场景，对健康风险进行评估。未来几年，我国 AI 医学影像市场有望实现大爆发。

前瞻产业研究院发布的《2022—2027 年中国医学影像设备行业发展前景预测与投资规划分析报告》预测，到 2027 年，我国 AI 医学影像市场规模将达到 230 亿元。与此同时，我国影像医生资源短缺、医学影像分析效率低的问题将变得

1　PET（Positron Emission Tomography，正电子发射体层摄影）。

更加突出。为了解决这一问题，医疗机构、科技公司纷纷将目光投向了人工智能，致力于推动人工智能与医学影像融合，解决医学影像行业面临的发展难题。

AI医学影像的商业模式

目前，AI 医学影像的商业模式正处在探索阶段，基本形成了 3 种主要的收费模式，具体分析如下。

- 将 AI 医学影像与云 HIS 或者云 PACS 融合，作为一个整体出售给各级医疗机构，向各级医疗机构提供医学影像诊断服务，并收取一定的费用。这种模式之所以出现，是因为 AI 医学影像产品所提供的服务没有切中医疗机构的痛点需求，医疗机构更倾向于使用免费的 AI 医学影像产品，不会主动付费购买，只能与云服务结合出售。

- 将 AI 医学影像作为软件服务，提供给大型医院、体检中心、第三方医学影像中心等医疗机构，并收取一定的服务费用。医疗机构每年都会采购软件服务，因此这种模式具有一定的可行性。

- 将 AI 医学影像设备出售给影像设备厂商，并收取一定的分成。但在这种模式下，影像设备厂商不仅无法获得完整的拍片、阅片方案，而且需要重新申报国家药品监督管理局审批认证，整个过程非常烦琐，所以这种模式极少被使用。

AI医学影像的典型企业

近年来，在 AI 医学影像领域布局的企业有很多，既有谷歌、百度、腾讯、阿里巴巴、通用等科技头部企业，也有 AI 医疗领域的创新企业，典型代表包括推想医疗科技股份有限公司（以下简称"推想科技"）、北京连心医疗科技有限公司（以下简称"连心医疗"）、杭州脉流科技有限公司（以下简称"脉流科技"）等，下面对这三大创新企业进行具体分析。

（1）推想科技

2016 年，推想科技在北京成立。推想科技以"AI 改善生命健康"为愿景，利用人工智能、深度学习技术开发了多个平台，包括 AI 部署管理平台、AI 大数据挖掘科研平台、AI 临床应用平台，并基于深度学习技术、卷积神经网络模型打造了 InferRead 医学影像全面解决方案、InferOperate 临床诊疗整体解决方案，致力于覆盖"筛、诊、治、管、研"整个医疗过程，成为全院级 AI 国际领军品牌。

经过几年的探索与努力，推想科技已经获得美国 FDA、欧盟 CE、日本 PMDA 及中国 NMPA 认证，成为为数不多的获得四大市场准入资格的国内 AI 医疗企业，并开始积极拓展全球市场。截至 2021 年年底，推想科技的产品覆盖了全球近 20 个国家的 400 多家医疗机构。

（2）连心医疗

连心医疗是一家专注于肿瘤放射治疗领域的人工智能企业，成立于 2016 年。连心医疗自成立以来就致力于利用人工智能、云计算等技术为医院放疗科、放疗中心提供智能化的工具与服务。例如，2016 年连心医疗推出 RAIC 锐克肿瘤信息系统及"智能放疗云"平台；2018 年，连心医疗打造的智能云勾画系统放射治疗轮廓勾画软件实现了商业化落地。

此外，连心医疗还与我国 60 多家大型三甲医院达成合作，例如，2017 年连心医疗与中国人民解放军海军总医院达成合作；2019 年连心医疗正式承建北京大学第三医院放疗科信息管理系统；2020 年连心医疗与四川省肿瘤医院共同建设基于 5G 技术的放疗云平台，并于 2021 年实现了 5G 远程放疗。

（3）脉流科技

脉流科技成立于 2017 年 6 月，聚焦心脑血管领域，致力于成为一家提供心脑血管疾病智能解决方案的国家级高新技术企业。脉流科技坚持利用人工智能算法与计算仿真技术为患者提供个性化、精准化的心脑血管疾病诊疗方案，并面向心脑血管疾病的筛查、检测、诊断、手术预案等环节开发了很多智能产品，不仅改善了患者的就诊体验，还创新了医生的诊疗方式，切实提高了诊疗质量与诊疗效果。

除了这 3 家企业，我国 AI 医学影像领域还有很多优秀的企业，下面对部分企业及其业务进行具体分析。我国部分 AI 医学影像公司及其业务类型见表 9-1。

表9-1　我国部分AI医学影像公司及其业务类型

企业名称	涉及领域	具体业务
汇医慧影	疾病诊断	胸片筛查、B 型主动脉夹层手术中的精准测量、骨折智能识别
	靶区勾画	肺癌筛查，以及病灶区域自动识别并勾画
Airdoc	疾病诊断	眼底疾病、皮肤癌检测、脑出血及脑损伤检测、冠状动脉硬化检测、肺癌检测、脂肪肝检测、压缩性骨折自动检测
	病理切片	皮肤癌检测、宫颈癌检测
数坤科技	疾病诊断	肺部疾病、头颈 CT 辅助诊断、冠心病诊断、主动脉疾病
依图科技	疾病诊断	肺部疾病、头颈 CT 辅助诊断、冠心病诊断、主动脉疾病
智影医疗	疾病诊断	肺结核筛查、早期乳腺癌智能诊断、胸片随访对比、早期老年痴呆症智能诊断、早期肺癌结节检测
	病理切片	痰菌显微成像的肺结核自动诊断
兰丁高科	病理切片	宫颈癌筛查、白血病筛查
医诺智能	靶区勾画	放疗靶区勾画
联影医疗	疾病诊断	脑卒中、神经退行性疾病、肺结节、肋骨骨折、食道异常、乳腺病变、气胸、骨龄等
深睿医疗	疾病诊断	肺癌辅助诊断、乳腺癌辅助筛查诊断、脑卒中辅助评估、骨龄辅助评估
视见医疗	病理切片	宫颈癌、膀胱癌、乳腺癌、肾癌等
	疾病诊断	肺炎、肺结核、气胸、胸腔积液、肺结节、骨龄智能识别、肋骨骨折、肝癌
	靶区勾画	放疗靶区勾画

第四部分

大数据医疗

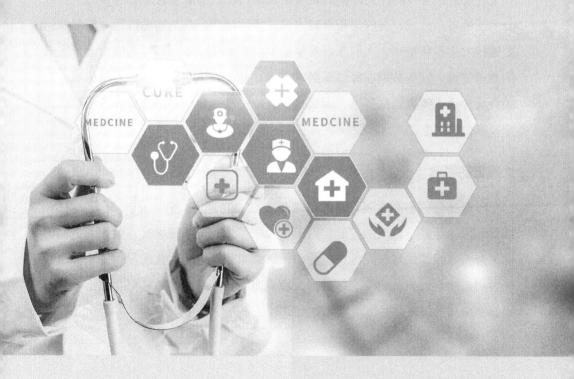

第10章 数据智能：大数据时代的智慧医疗

 大数据的概念、特征与意义

进入信息时代后，大数据的应用越来越广泛，大数据技术已经渗透人类社会生活的各个领域，并收集和处理人们日常生活中产生的海量数据。随着数据处理技术的不断进步，人们在日常生活中产生的各种数据都可能成为十分宝贵的信息资源。这些数据在经过采集、整理、分析后能够发挥出巨大的价值，如果将其应用于智慧医疗领域，那么将会有效提高医疗信息的准确性和医院的诊疗效率，并为患者就医和医疗系统工作提供更多便利。

大数据的概念

随着社会的不断发展，科技越来越发达，物联网、智能手机、平板电脑、移动互联网等数字设备的广泛应用不仅加快了信息的流通速度，也促使数据源和信息量呈爆炸式增长，各个行业和领域如果想要紧跟时代的步伐，获得进一步发展，就必须充分利用这些数据资源。而大数据技术能够从海量数据中挖掘出具有价值的信息，并利用这些信息革新市场关系和组织机构。

通常，我们可以将大数据看作有较大规模且在缺乏强大的决策力和洞察力的情况下难以迅速进行捕捉、管理、处理、挖掘、应用等操作的数据集合。大数据具有数据种类多、数据处理速度快、数据时效性强、数据价值密度低等特点，常被应用于互联网、金融、农业等各个领域。

大数据的特征

《大数据时代》一书中曾指出大数据的 4V 特征分别是规模性（Volume）、多样性（Variety）、价值性（Value）和高速性（Velocity）。

（1）规模性

随着信息技术的飞速发展，采集、存储和计算的数据量越来越庞大，大数据的计量单位逐渐变为 T、P，甚至是 Z，例如，现阶段，大型企业能够在一年的时间内创造出需要以 TB 为单位计量的数据。

（2）多样性

随着互联网的发展，各种设备和应用系统越来越多，因此数据来源和数据类型也不断增多。这些数据主要分为结构化数据和非结构化数据，其中结构化数据主要包括文本、系统数据等，而非结构化数据主要包括图片、音频、视频、地理位置信息等。随着数据多样性的提高，数据处理技术需要持续升级。

（3）价值性

在海量数据中，具有价值的数据占比很小，大数据技术的应用主要是为了在海量数据中挖掘出有价值的数据，利用多种技术手段对数据进行处理，并将其应用于对应的行业和领域中，进而让数据创造出更大的价值。

（4）高速性

大数据具有十分庞大的数据规模，且数据增长速度极快，因此对数据处理速度的要求很高。IDC 预测，2025 年全球数据总量将增至 175ZB。因此各个国家必须推动大数据技术快速发展，不断提高数据处理速度。

大数据的意义

基于大数据进行预测是大数据技术的核心应用，也是大数据的重要意义。具体来说，企业可以通过分析消费者的购物偏好和使用习惯等数据来判断消费者的需求，并利用大数据预测来推出可能会受到消费者欢迎的新产品。例如，谷歌通过分析用户的高频搜索词汇实现了更加精准的广告投放。

当前，对于任何一个国家来说，推动大数据技术快速发展都是当务之急，因此各国政府和学术界纷纷加快对大数据技术和应用的研究力度，甚至有许多国家将大数据技术研究作为现阶段的国家战略规划来实施，并制定了完整的大数据技术研发规划，鼓励各个行业、各个部门积极研究大数据技术，切实推进大数据产业发展。

由此可见，大数据是能够影响人们工作方式、思维习惯和生活状态的重要信息资源。未来各个行业和领域可能都离不开对数据挖掘技术和数据分析技术的应用，以充分发挥行业大数据的潜在价值。

 # 大数据分析重构医疗生态圈

医疗体系的参与者众多，除了常规的提供医疗服务的各类医疗机构，还包括医疗监管方、医药医疗产品研发方、医疗保险方、个人健康产品提供方等。这些参与者有着共同的目标，即提升患者的就医体验、降低患者的就医成本、为患者提供更专业的健康方案等。

为了实现上述目标，医疗体系的参与者开始尝试围绕核心的业务流程对各类服务进行整合，重构医疗生态圈。大数据分析技术的成熟及应用对这一过程产生了积极的促进作用。大数据分析重构医疗生态圈如图 10-1 所示。

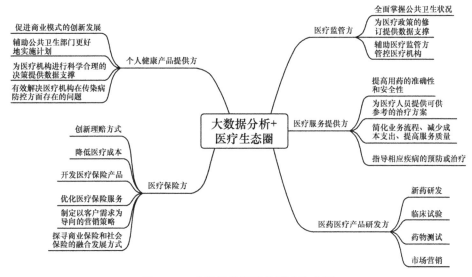

图 10-1 大数据分析重构医疗生态圈

医疗监管方对大数据分析的应用

随着大数据技术的发展，大数据分析技术逐渐被应用于各个行业和领域。大数据分析技术在医疗卫生领域的应用既可以帮助医疗监管部门精准预测疾病的发展趋势，全面掌握公共卫生状况，从而加快优化资源配置的步伐，提高医疗服务能力，又能在对大量医疗数据的分析中判断出医疗政策的执行效果，从而为医疗政策的修订提供数据支撑。

另外，大数据分析技术还能在医疗服务质量监控方面发挥作用，能够通过对比分析等方式对各个医疗机构和各种医疗手段的医疗效果进行准确、全面的评估，从而辅助医疗监管方管控医疗机构，激励医疗机构不断提升自身的实力。

医疗服务提供方对大数据分析的应用

大数据分析技术在医疗服务方面的应用能够促进医疗行业实现临床决策支持、异地患者监控、医疗服务水平评估、用药与医嘱自动报错等多种功能，这些功能可以为医护人员的工作提供便利，进而提高医院的运营效率。

大数据时代，医疗机构可以利用大数据技术来分析和处理电子病历中的各项医疗数据，并以分析和处理的结果为依据实现科学合理的临床决策，从而提高医疗决策的准确性，让医疗机构能够为患者提供更加优质的医疗服务。大数据分析技术在医疗服务方面的应用场景主要有以下4种。

- 医疗服务提供方可借助大数据分析技术建立用药安全和用药差错报告系统，让医疗机构能够借助该系统提高用药的准确性和安全性，从而有效避免医疗纠纷事件。
- 大数据技术的应用可以通过对医疗数据的准确分析来为医疗人员提供可供参考的治疗方案。
- 医疗机构可以利用大数据分析技术来对绩效、服务质量、费用支出等影响医院运营和发展的关键因素进行评估，以便根据评估结果有针对性地简化业务流程，减少成本支出，提高服务质量。
- 大数据技术可以分析海量患者档案，总结归纳出各种疾病的易感人群，以指导相应疾病的预防或治疗，实现更好的医疗效果。

医药医疗产品研发方对大数据分析的应用

在医疗医药产品研发方面，大数据分析技术主要用于支持新药研发、新药临床试验、药物测试和辅助制定药物市场营销策略。

（1）新药研发

医药医疗产品研发方可以借助大数据分析技术来构建新药药效的预测模型，并利用该预测模型评估新药的安全性、副作用等能够影响药效的因素，从而在减少新药研发的时间成本的同时，优化研发资源配置。

（2）新药临床试验

医药医疗产品研发方可以借助大数据技术来分析和处理关于临床试验的

多种医疗数据，从而确定出最合适的用药剂量，为新药临床试验的成功提供保障。

（3）药物测试

医药医疗产品研发方可以借助大数据分析技术迅速发现服用药物后的不良反应，从而确保用药人群的健康和安全。

（4）药物市场营销策略

制药厂家和医疗器材研发机构可以借助大数据分析技术及时掌握各个时期治疗各种疾病所需的医疗费用，从而根据医疗费用的变化情况调整研发资源配置，实现资源的高效利用。

医疗保险方对大数据分析的应用

在医疗保险方面，大数据分析技术主要用于创新理赔方式、降低医疗成本、开发医疗保险产品、优化医疗保险服务、制定以客户需求为导向的营销策略、探寻商业保险和社会保险的融合发展方式等环节。

医疗保险机构可以借助大数据分析技术进行数据回溯和实时分析，从而发现漏申报、申报错误和逾期申报等问题，并及时利用算法来提升侦测异常申报的准确性。

个人健康产品提供方对大数据分析的应用

在健康管理方面，大数据分析技术能够为个人健康管理产品提供方进行商业模式革新、公共卫生管理、线上平台升级、医疗数据整合、临床医疗信息记录等工作提供便利。

首先，医疗数据库建设的不断推进，促进了商业模式的创新发展；其次，大数据分析技术有助于公共卫生部门根据数据分析结果更好地实施计划；再次，大数据分析能够快速整合处理大量医疗数据，为医疗机构进行科学合理的决策提供数据支撑；最后，基于大数据分析的电子病历系统具有监测传染性疾病的功能，能够有效解决医疗机构在传染病防控方面存在的问题。

场景1：预防医学与公共卫生

大数据技术在预防医学领域的应用，有助于医学研究人员揭示对人体健康产生影响的各项因素。目前，现代医学确定的健康影响因素十分有限，而大数据技术可以结合患者的生活习惯、饮食习惯、收入水平、教育经历等信息对其家族病史、医疗记录等数据进行分析和比对，进而发现各项因素与人体健康之间的联系，并广泛采集和分析各个地区和各个年龄段的人群的相关信息，再以此为依据构建健康监测评估图谱数据库和知识库，从而生成科学合理的疾病防控规划，进一步为人们的身体健康提供保障。可以说，大数据技术在预防医学领域的应用可以优化医疗和健康服务，为人们制订个性化的疾病防治计划。大数据技术在预防医学领域的应用场景如图10-2所示。

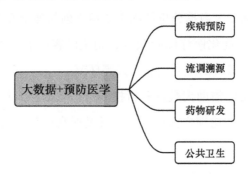

图 10-2　大数据技术在预防医学领域的应用场景

疾病预防

如果医疗机构对某种疾病的临床经验为零，没有存储任何关于这种疾病的信息，那么使用传统的检测方法或者基于历史数据进行统计是无法取得有益成果的。大数据技术的应用可以很好地解决这一问题。

- 医院可以利用大数据技术搜集其他医院共享的信息、疾病监测系统报告的数据。
- 结合网络监控引擎指定地区用户搜索频率最高的关键词，可以判断某个地区是否已经出现此类疾病。

- 与疾病控制中心合作，通过病毒库找到与某类疾病高度相似的病毒，尽可能缩短疾病判断时间，为疾病防控争取更多时间。

医疗工作者可以利用大数据技术建立包含患病人数和扩散趋势等在内的数据模型，并利用数据模型分析各个时间节点的数据，进而实现对病情扩散趋势的精准预测，有效提高疾病防治效率。另外，数据模型还能够调取和分析以往的病情数据和诊疗数据，发现病情扩散规律，帮助人们强化疾病预防意识，最大限度地防止病情扩散。

流调溯源

基于以往的疫情防控经验，发生在某个固定地区的疫情容易控制，但人员流动无法控制。大数据、人工智能等技术的应用为疫情流调溯源提供了便利。

当某个城市发生疫情之后，防疫机构、政府部门可以利用大数据、人工智能等技术快速监测该地人员的流向，通知对应地区做好应对准备。这种方式不仅可以减少"广撒网"式布局造成的防疫资源浪费，还可以大幅提高防疫效率。

药物研发

预防药物、治疗药物是应对疫情最有效的工具，因此在疫情发生后，药物研发是一项紧急且重要的工作。

在大数据技术的支持下，患者的病情信息及患者救治过程中使用的所有药物数据都将接入互联网。一旦系统监测到某种药物对患者的病情有效，就会迅速将这种药物纳入研发的决策范围，为药物研发机构提供参考，缩短药物研发周期，提高药物研发效率，为尽快结束疫情做出重要贡献。

公共卫生

大数据技术还可应用于公共卫生领域，通过集中处理海量的公共卫生数据，强化医疗系统对传染病的防控和监测能力。

以哮喘病医疗服务公司 Asthmapolis 开发的追踪器为例，该追踪器能够采集和传输患者的吸入器使用数据，通过在中央数据库中对这些数据进行分析来掌握患者的诊疗进度和使用情况等因素，并将这些因素与疾病预防中心的哮喘危险因素数据进行对比，发现患者的健康影响因素，从而辅助医生有针对性地为患者制订疾病防治计划。

未来，大数据技术在疾病防控领域的预警功能不仅能够为政府部门、疫情防控机构服务，还能为广大居民服务，直接向广大居民推送与疾病有关的信息，指导广大居民做好防护。

场景2：基于大数据的临床应用

大数据技术能够在相对疗效研究、患者病历分析、药物副作用分析、远距离监测患者等多个医学临床应用场景中发挥重要作用。大数据技术在临床领域的应用场景如图 10-3 所示。

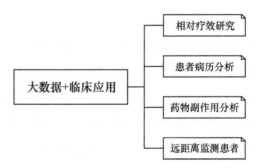

图 10-3　大数据技术在临床领域的应用场景

相对疗效研究

随着信息技术的飞速发展，电子病历的应用日渐广泛和深入。现阶段，电子病历已经逐步实现数据的结构化，数据的准确性、互通性、规范化水平均大幅提升。

在临床治疗决策过程中，医疗人员可以借助大数据技术对电子病历中的医疗数据进行分析处理，判断各种诊疗方式的有效性，找出疗效较好的诊疗手段并将其应用于实际诊疗活动中，避免出现过度治疗或治疗不足的情况，从而提升疾病诊疗效率，优化诊疗效果。不仅如此，医院也可以利用大数据技术简化业务流程，提升医疗服务水平，从而在减少成本支出的同时优化患者的就诊体验。

以心脏病诊断为例，医疗工作者可以利用大数据技术采集患者心脏的相关数据，并将其转化成心脏图谱，再以心脏图谱为依据构建包含压力、张力、僵硬度等各项变量的心脏病分析模型，然后利用该模型对患者的病情进行分析，最终制定出科学合理的治疗方案。

不仅如此，在心脏病的诊疗方面，医疗工作者可以借助图像处理技术实现三维心脏建模和参数分析。医疗工作者可以在模型中设置各个治疗方案的参数，来呈现不同的治疗方案在改善心脏机能方面的差别，进而实现对患者的疾病趋势和诊疗结果的精准预测。由此可见，大数据技术的应用能够革新疾病诊疗方式，为医疗工作提供便利。

大数据技术还能够快速分析各个医院的诊疗费用和诊疗效果等数据，并将分析结果提供给患者，让患者能够根据分析结果选择合适的医院就诊。

患者病历分析

目前，电子病历系统中的数据大致可分为电子病历数据、医学检验数据和医学影像数据3类。电子病历数据主要包括在就医过程中由患者口述和医生记录产生的文字信息等非结构化数据；医学检验数据主要包括由各类医学检验设备输出的标准化、规范化的结构化数据；医学影像数据主要包括由各类医学影像设备输出的 X 光片、B 超影像等非结构化数据。

基于大数据技术的电子病历系统有助于医院的医疗工作者全方位了解患者的病情发展状况和诊疗全过程。同时，医生可以借助大数据技术进一步分析海量病历数据，找出各种疾病的易感人群，并结合易感人群的特征信息和患者的实际情况为患者打造个性化的治疗模式和防治计划，最大程度确保诊疗效果。

药物副作用分析

大数据技术可用于药物副作用分析领域，医药研究人员可以利用大数据技术分析各种药物的副作用对各类人群的影响，进而判断各类人群的服药效果，并以此为依据不断优化药物和研发新药，从而实现合理用药，防止患者因服药出现不良反应，减轻患者在用药方面的经济压力。例如《华盛顿邮报》曾报道，2021 年美国共有 107622 人死于过量用药。由此可见，利用大数据技术指导临床用药对提高用药的科学性和合理性有着重要意义。

远距离监测患者

进入大数据时代后，物联网和传感器等技术飞速发展，可穿戴医疗设备和医疗 App 等各种数字化的新应用和新设备越来越多，为医疗人员的工作和患者就诊提供了便利。

对患者来说，只需要佩戴可穿戴医疗设备就能足不出户测量血压、心率、体重、血氧等健康数据；对医疗工作者来说，通过网络可以实时获取可穿戴医疗设备采集到的医疗数据信息，并借助大数据技术对这些数据进行分析处理，从而给出具有参考价值的诊断结果，以便为患者制定个性化的诊疗方案和提出健康管理建议。

场景 3：大数据对医学研究的影响

现阶段，我国医疗领域仍然存在诸多难以解决的问题，例如优质医疗资源短缺且分布不均，患者想获得优质的医疗资源比较困难；由于疾病类型繁多，存在大量当前的医疗技术难以解决的疑难杂症，且不同患者的实际情况也千差万别，因此难以实现标准化、自动化的病情诊断；医院和医疗机构并不会公开诊疗手段、诊疗方法和治疗进度等信息，因而在整个治疗过程中，患者难以全面了解诊疗信息。

与此同时，当前的医疗系统还存在医生超负荷工作等问题，导致频繁出现误诊、漏诊事件，使医患矛盾突出、医患关系紧张、医疗纠纷增多逐渐成为全社会重视的问题。

基于大数据技术的智慧医疗能够有效缓解上述问题。从患者的角度来看，大数据医疗有助于其主动参与诊疗，进一步了解诊疗信息；从医生的角度来看，大数据医疗便于其获得患者的既往病史、体质特征、健康数据等更全面的医疗数据，进而为诊疗工作提供数据支撑，有效提高诊疗的准确性。

另外，在大数据技术被应用于医疗行业之前，各家医院之间的数据互不相通，因此当同一患者在不同的医院就诊时，每家医院的医生都要花费一定的时间去了解患者的既往病史、体质特征、健康数据等信息，这不仅会降低诊疗效率、浪费医疗资源，也会让患者浪费更多的时间和诊疗资金。大数据技术在医疗行业的应用，有助于打通各个医院之间的数据壁垒，让各家医院之间可以共享医疗信息，让患者不再为重复诊治而花费大量时间和资金。

互联网和大数据等技术的进步推动了在线医疗的发展。随着在线医疗的发展越来越成熟，患者只需要将自身的病症数据上传到互联网医疗平台就可获得医生的初步诊断结果，而且在线医疗打破了地理位置对医疗活动的限制，在一定程度上缓解了医疗资源短缺和地区之间医疗资源分配不均等问题。不过，在线诊疗会受到一定的限制，例如难以对患者进行面诊等，因此患者有时并不能完全根据从网站中获得的诊断结果进行治疗。

互联网等技术的发展使网络药房逐渐出现在大众的视野当中。当患者需要购买非处方药或医生开具的药单中的处方药时，只需要在平台下单就会有配送员送货上门。网络药房的应用为患者购药提供了极大的便利，在未来可能会有更加广阔的发展空间。

除了以上提到的积极影响，大数据医疗能够围绕患者的实际需求打造出一个集疾病治疗、疾病管理、挂号预约、健康数据查询等多种服务于一体的个性化医疗服务平台，从而向患者提供专业化、多样化的医疗服务。由此可见，大数据技术与医疗行业的融合能够推动医学研究、疾病管理、临床决策、医疗卫生决策等创新发展，进而实现医疗模式的创新升级。

第11章 数据共享：赋能医院智能管理决策

 ## 打破"信息孤岛"与"数据烟囱"

医疗数据共享的实现，能够给医疗机构带来诸多优势。医疗数据共享的优势见表11-1。

表11-1 医疗数据共享的优势

序号	应用优势
1	可以为医学研究提供充足的数据支持，提高医学研究的质量与效率，研发出更契合临床需求的医疗技术与产品
2	可以帮助医院管理者了解本医院的优缺点，借鉴其他医院先进的管理方法与管理模式，提高医院管理水平与服务效率
3	可以帮助医疗机构与传染病防控机构分析疾病模式，追踪疾病传播途径，提高公共卫生监测速度与效率，制定并实施更加准确的防控措施
4	可以辅助医疗机构创建更精简、更快速、更有针对性的研发与转化落地体系
5	可以辅助医疗保险机构为客户定制医疗保险业务，满足客户的个性化需求，帮助客户更好地应对疾病风险
6	有利于患者获得更多的诊疗信息，全面参与疾病诊治的全过程，提高自我健康管理质量与水平

目前，随着医疗行业的数字化水平不断提升，医院管理、医保结算、流行病监控逐渐实现了网络化管理，但各个系统之间的壁垒依然存在，医疗数据仍

无法实现全面共享，而且数据泄露风险尚未解决，数据共享标准不够完善，数据确权、授权问题没有解决，数据形态尚未统一，而这些都对医疗数据共享造成了一定的阻碍。

在很多医院，各科室、各部门的数据信息是无法流通共享的，这些信息包括患者的生命体征信息、影像检验报告、诊疗记录、药品使用等，这就导致医院内部形成一个个"数据烟囱"，无法将数据的价值充分释放出来。

此外，监管部门之间没有打通数据共享渠道，缺乏完善的联动机制。想要解决这一问题，较好的方式就是建立医疗行业数据共享平台。

首先，医疗行业要建立全国统一的数据信息共享平台，明确医疗信息记录与存储标准，对各个医疗机构的数据信息进行标准化管理，将医疗行业全链条上的数据汇聚到一个统一的平台进行管理、使用。

其次，医疗行业要加强安全制度建设，例如建立健全内部安全制度、设备安全管理制度、网络安全管理制度、环境安全管理制度等，最大限度地维护医疗信息系统的安全，并为医疗信息系统创造一个安全的外部环境。

医疗机构要建立规范的使用与管理制度，并进行分层管理，将适合公开的数据公开，将不适合公开的数据进行妥善保密管理，明确数据使用范围、使用权限，做好使用者身份认证等。与此同时，医疗机构要建立健全数据安全保障体系，借助先进的信息技术及完善的制度做好数据管理，为数据追踪、溯源提供支持，防止数据泄露。

数据驱动的医院管理决策

在数字化转型的背景下，越来越多的医疗机构研发并推出了各种信息系统，希望借此提高自身的服务水平与竞争力，但因为缺乏相关的管理系统，无法对经年积累的数据进行充分开发与利用，导致大数据资源遭到严重浪费。

近几年，随着先进的医疗设备投入使用，医疗大数据的类型、数量均实现了爆发式增长，这对医院的数据处理能力提出了较高的要求，为医院管理者深入洞察医疗管理、对医疗市场行为进行全面分析、制定精准的医疗决策提供了强有力的支持，主要表现在以下两个方面。

为医院管理者提供更精准的决策支持

医疗机构传统的决策模式主要是基于个人意志与经验来制定决策，由于个人掌握的情况有限，很容易导致决策失误。随着科学技术不断发展，医院信息化建设与管理水平不断提升，大部分医院开始推进数字化转型，但这种数字化只局限在业务领域，无法为医院管理者精准决策提供强有力的支持。

这主要是因为目前医院信息化建设过程中普遍存在两大问题：第一，医院信息系统使用的数据和报告都是人工收集并生成的，无法将各个系统之间的内在关系体现出来；第二，医院信息系统建设过程中无法通过多个渠道获取数据，无法对数据进行有效分析与充分挖掘，无法提供完整的数据分析与决策提示，无法为医院管理者决策提供有效支持。

随着大数据技术的发展及其在医疗领域的进一步探索，丰富的医疗数据资源使医院管理者可以通过大数据分析技术发现医疗质量较差、医疗资源分配不均等问题，有针对性地制定改进方案，提高整体运营效率。因为大数据分析注重的是数据相关性分析，而不是数据敏感性分析，具体来说就是大数据分析是通过对海量数据进行分析来提取最终的观点，所以医院管理者可以借助数据挖掘、数据处理、数据可视化、人工智能等技术对海量数据进行分析，挖掘出更多有价值的信息，为企业决策提供强有力的支持。

为医疗质量提供更全面的数据信息

医疗质量管理涉及门诊、急诊、住院等多个部门，需要处理的数据规模庞大，并且涉及很多核心的医疗数据资源。医疗机构想要做好质量管理，提高医疗服务质量，必须利用大数据技术对这些数据进行科学开发，对实时产生的医疗数据进行及时的处理，并将其与传统数据、标准数据进行对比，全面分析就诊资源的使用情况，将数据的潜在价值充分发挥出来。

现阶段，很多医疗机构为了提高医疗服务的质量及自身的竞争力，开始根据行业的业务需求创建医疗大数据质量监控云平台系统，对各个医疗环节的质量与安全进行动态监控，辅助医院管理者制定更加科学的决策，辅助各个部门不断改进医疗服务，提高医疗服务的质量及医疗质量管理工作的效率，重塑医院的核心竞争力。

 全场景智能医院建设

随着我国数字社会建设进程的加快，各大公立医院纷纷开展数字化转型，借助新一代信息技术创建全场景智能医院势在必行。全场景智能医院需要包括患者、医疗工作者、医院管理者、医联体 4 个方面。全场景智能医院的内涵如图 11-1 所示。

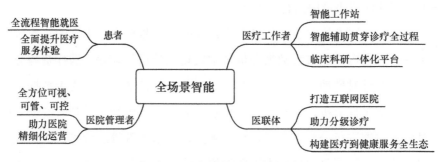

图 11-1　全场景智能医院的内涵

从图 11-1 中可以看出，全场景智能医院可以为不同的医院主体带来不同的智能化功能，主要表现如下。

- **针对患者**：医院可以为其提供全流程智能就医服务，提升患者的医疗服务体验。
- **针对医疗工作者**：医院会创建智能工作站，并在诊疗全流程中提供全程智能辅助功能。医院还会创建临床科研一体化智能平台，为医生的临床科研与临床医疗工作提供载体。

- **针对医院管理者**：医院可以创建全域覆盖的智能化管理平台，管理者可以依托平台进行全方位可视化、精细化管理。
- **针对医联体**：医联体可以基于数字化技术打造互联网医院，并实现医联体各个组成部分的互联互通，同时推行分级诊疗，并借助数字技术创建医疗到健康全生态。

数据壁垒：智慧医院建设的主要障碍

在传统医疗体系中，各个医疗机构之间存在数据壁垒，难以实现高效的数据流通和共享，"数据孤岛"现象严重，而智慧医院建设需要基于海量共享的医疗数据，因此，"数据孤岛"现象严重阻碍了智慧医院的建设（智慧医院建设的主要障碍如图 11-2 所示），具体表现如下。

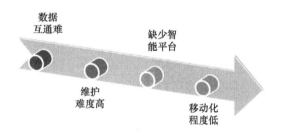

图 11-2　智慧医院建设的主要障碍

- **数据互通难**：医院大多采用垂直构建的方式来建设医院业务系统，各个系统独立存在，互动性和协作性程度较低，甚至彼此间没有合适的数据对接口，并且数据标准、数据来源、数据格式等都存在较大差异，难以实现高效的数据互通。
- **维护难度高**：医院业务系统采用垂直建设的手段，因此涉及的业务系统、硬件设备等常常会来自不同厂家，这样系统和设备的型号、工作状态等差别较大，不利于进行统一维护和管理，从而无法保障医疗业务的连续性。

- **缺少智能平台**：医疗数据和业务系统均存在难以互通的问题，因此无法创建有效的一体化智能平台，医护人员缺乏智能化诊疗手段，患者无法获得便捷、智能的医疗服务体验。
- **移动化程度低**：目前医院只能依赖传统 OA 系统实现基础工作的自动化办公，尚未借助新一代信息技术创建全院统一的自动化办公系统，业务全流程自动化审批、远程会诊、移动交互等基本功能无法实现。

建设全场景智能医院，可以围绕以上问题来开展。医院可以推进信息技术与医院业务流程的深度融合，并创建统一的业务系统，这样不仅可以打通业务、设备之间的连接，便于对设备和系统进行实时监控和智能运维，还可以打通各个业务系统的数据连接，实现数据互联共享，并以数据驱动科学决策。此外，还要基于海量共享的医疗数据创建智能化、自动化的医疗管理平台，依托平台分级部署核心业务和互联网业务等，全面提升医院的运行效率和医疗管理水平。

全场景智能医院的建设路径

全场景智能医院的建设具体可以从两个方面入手，即构建智慧医院数据底座和打造数据服务能力，以帮助医院管理者实现数字化、精细化的医院管理。

（1）构建连接共享的智慧医院数字底座

智慧医院数字底座通常包含两个主要部分，即数据湖 [1] 和数据主题连接。数据湖是数据存储的场所，其核心原则是集中存储各种类型的、未经处理的全量原始数据。广义的数据湖对应数据的"入湖、存储、出湖"3 个环节。数据主题连接即数据中台，其主要功能是对数据湖中的数据进行重组、连接和计算，以支撑业务分析和业务决策。

---

1 数据湖：该概念最初由大数据厂商提出，由于数据量不同，需要的存储方式也具有差异，并不是所有的数据都适合存放在廉价的 HDFS 集群之上。此外，数据湖与数据仓库的结构和处理方式也存在很大区别。

现阶段，医院的信息化建设进程不断加快，各业务系统也随之产生越来越多的数据，包括科研数据、业务数据、医院运营管理数据等。现阶段医院内的各个系统相互独立，没有实现良好的互动，因此这些数据的来源、格式、标准等都存在差异，共同构成多源异构数据库，通常存储于医院信息中心。

传统信息中心的数据分析能力和数据扩容能力较为有限，面对海量多源异构数据时，分析较为缓慢，甚至出现无法正常工作的情况。而智慧医疗的发展需要基于海量信息的分析和处理，因此，传统信息中心无法满足智慧医疗的发展需求，也无法保障数据安全。

医院可以通过创建数字底座来解决这一难题。一是将海量多源异构数据汇聚到数据湖中，同时不对数据做任何处理，使这些数据保留原来的格式和标准；二是通过数据主题连接从数据湖中提取需要的数据，并按照业务需求、业务对象进行处理，使其转变为面向数据服务的主题数据，为业务分析、决策和执行提供支撑。

（2）提供自助获取的智能管理数据服务

事实上，智慧医院的数据底座构成了一个共享的医疗大数据平台，医院可以依托这一平台为患者、医护人员和医院管理者提供全场景的数据服务。特别是在医院管理领域，管理人员可以基于数据底座来制定科学的管理决策，并推动管理模式和管理流程优化变革。

在传统的医院管理中，通常需要医院信息中心和数据统计部门将相应的数据提供给管理部门，医院管理者在接收到数据后再进行下一步的分析、处理、决策、报告等流程，并且管理人员获取数据通常采用内网下载、表格导入的方式，这使数据分析存在较为严重的滞后性，无法满足灵活多变的业务要求，从而严重制约了医院的管理效率。

在全场景智能医院中，医院可以基于数据底座打造"一站式"数据服务平台，并提供数据自动分析功能。医院管理者可以依托平台进行数据的快速检索和提取，并进行数据自动化分析，从而快速、准确地生成分析报告，为管理决策提供支撑，进而提升医院的管理效率。

简而言之，公立医院开展数字化转型，需要找准切入点，即需要解决数据问题。医院可以借助数字技术创建数据底座，促进医院各个业务系统之间的数据流通和共享，并提供数据服务，推动医院全要素协同交互，为患者提供智能、便捷的就医环境，为医护人员提供智能化、自动化的诊疗手段，为医院管理者提供高效的管理方式，进而全面推动智慧医院落地。

构建医疗质量监控云平台

医疗质量监控云平台可以面向医院多元化的管理需求，利用数据仓库、在线分析处理、数据挖掘与数据展现等技术，对数据潜在的价值进行深度挖掘，为医院精细化质量管理提供强有力的支持，提高患者满意度，推动医患关系有效改善。具体来看，医疗质量监控云平台的主要功能如图 11-3 所示。

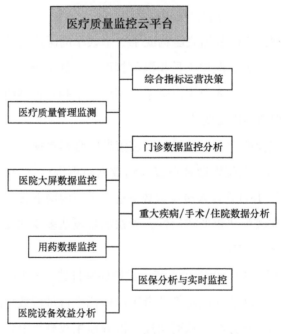

图 11-3　医疗质量监控云平台的主要功能

综合指标运营决策

医疗质量监控云平台可以将信息化的范围从业务领域扩大到管理领域，通过对综合仪表盘、门诊收入及业务情况、住院收入及业务情况、医保情况和指标预警等进行监控分析，医院的具体情况将通过驾驶舱与图表展现，帮助管理者全面掌握医院情况，及时发现存在的问题，对问题成因进行分析，并提出有效的解决方案，辅助管理者制定科学的管理决策，切实提高医院的经营效益。

医疗质量管理监测

医疗质量监控云平台可以根据国家对医院的质量管控要求，首先整合医院现有的系统，然后利用商业智能工具对医院有关医疗质量的指标进行汇总，从不同维度对关键业务、关键环节等进行监控，为医院管理层全面了解各个质量指标的运行状态提供强有力的支持，发现问题及时干预，全面提高医疗质量。

门诊数据监控分析

医疗质量监控云平台可以从多个维度对医院的门诊医疗数据进行分析，包括医生的工作情况、患者的就诊信息、患者的诊疗时间、患者的用药情况、费用情况等，帮助管理者对门诊医疗质量与效率等指标进行动态监控与全面分析，分析结果将以报表的形式呈现，为管理者调整门诊流程、优化资源配置提供帮助，全面提高门诊服务水平。

医院大屏数据监控

医疗质量监控云平台可以利用数据实时渲染技术，在可视化大屏的辅助下，有针对性地为医院提供定制化服务，以场景化、可视化的方式将图表和图形展示出来，帮助管理人员更直观地了解各类经营数据，对经营数据进行深入分析，对医院各项业务的开展情况进行动态监控，做好质量管控与风险预警，并借助各种分析工具支持管理者做出科学的决策。

重点疾病/手术/住院数据分析

医疗质量监控云平台可以从分析指标、分析维度及派生维度等层面对重点疾病/手术/住院数据进行分析，将数据分析结果通过折线图及多种表格的形式呈现出来，辅助管理层对医务人员的诊断能力、专业技术水平、收入情况、医疗质量与安全管控情况等进行深入了解，及时发现违规的医疗行为并进行改正，减少医疗风险，提高患者满意度。

用药数据监控

医疗质量监控云平台可以按照卫生健康委员会关于抗生素等药品的使用规定，帮助管理者对各类药品的使用情况进行监控，包括药品金额、药品用量等，并利用智能化手段对药师审核药方的过程进行分析，提升处方质量，发现异常处方要及时发出警告，并对异常用药、违规用药等情况进行跟踪，切实保障用药安全，防止不合理用药事件及由此引发的医疗纠纷。

医保分析与实时监控

医疗质量监控云平台要创建科学的医保费用监控预警机制，通过对在院与出院的医保患者进行分析，对医保数据进行全面挖掘，在保证治疗效果的基础上，对治疗费用进行有效控制，尽量不超过医疗保障局制定的病种额度，从而实现双赢。同时，管理者要对各科室的医保费用核算情况进行有效管理，对不同病种、不同地区、不用年龄患者的医保使用情况进行分析，在与医疗保障局对接的过程中，有充足、真实、客观的数据提供支持。

医院设备效益分析

医疗质量监控云平台可以实时监控各种医疗设备数据，全面分析医疗设备的工作状况、使用率、维修率、维修成本、设备总收入、治疗人数等，计算各种设备的使用效益及月利润，采取有效措施提高设备的使用率及经济效益，为医疗设备规划与立项提供指导，帮助医院集中财力、物力投资，以实现效益最大化的项目。

第 12 章　数据治理：医疗数据合规体系建设

 医疗数据治理存在的问题

随着计算机科学、现代网络通信技术及数据库技术在医疗行业的深入应用，医疗行业的信息化进程不断加快，催生了很多新产品、新服务，例如，电子病历、智能可穿戴医疗设备、线上预约、线上问诊等，使该行业的数据规模实现了大爆发，并驱动医疗健康行业快速进入医疗健康大数据时代。

可以说，数据已经成为医疗企业、医疗机构等比较有价值的资产之一。医疗机构或医疗企业通过收集数据，对数据进行挖掘分析，可以获取有价值的信息，为医疗资源优化配置、医疗决策、商业决策等提供必要的支持。医疗数据的规模虽然实现了大爆发，但数据并未得到充分利用，数据的价值也没有得到充分发挥。医疗数据治理存在的问题如图 12-1 所示。

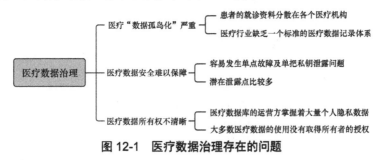

图 12-1　医疗数据治理存在的问题

医疗"数据孤岛化"严重

目前，各个医疗机构对患者的资料进行单独保存，不公开共享，导致患者的就诊资料分散在各个医疗机构，前后诊疗过程无法有效衔接。患者每更换一家医疗机构，就要提供一次病史及之前的治疗方案，甚至还需要重新做检查。对于医生来说，极有可能因为患者的错误表述做出错误的判断；而对于患者来说，重复检查增加了就诊成本，重复表述也浪费了大量时间。

如果可以将患者在不同医疗机构的就诊经历用系统记录下来，形成系统完整的医疗档案，就可以很好地解决上述问题。医生只需要查看医疗档案，就可以了解患者的病情及之前的治疗方案，进而为患者制定更精确的治疗方案，降低误诊风险。患者则可以快速完成诊疗过程，获得个性化的治疗方案。

此外，医疗数据领域还存在一个比较严重的问题，就是整个医疗行业缺乏一个标准的医疗数据记录体系。各个医疗机构记录医疗数据的模式不同，因此即便开放医疗数据，也无法对数据进行融合应用，并且，由于没有统一的标准，智能医疗设备收集到的医疗数据杂乱无章，无法挖掘使用，导致行业出现了比较严重的"数据孤岛"现象。

医疗数据安全难以保障

医疗数据泄露会侵犯个人隐私，如果是基因、指纹、虹膜等与个人身份密切相关的信息泄露，还会造成非常严重的后果，所以保证数据安全十分重要。一般来讲，医疗数据会涉及个人隐私，例如，一份完整的诊疗档案会包含患者的姓名、性别、年龄、血型等基本信息及病情记录、诊疗记录、医嘱、药品信息、主治医生信息、收费信息等。对于患者来说，这些都是敏感信息。

目前，医疗数据存储多使用中心化的数据库，这种数据库很容易发生单点故障及单把私钥泄露问题，导致原本就比较脆弱的防火线非常容易崩溃，再加上潜在泄露点比较多，难以有效抵挡外部攻击，非常容易被攻击者攻破，从而导致患者数据被窃取。

2019 年，Protenus 发布了一份医疗行业数据安全报告，对美国卫生与公众服务部、媒体及其他渠道公开披露的医疗数据泄露事件进行统计，发现 2019 年全美国共发生 572 起医疗数据泄露事件，12.55% 的患者医疗记录遭到泄露。同年，德国漏洞分析和管理公司 Greenbone Networks 发现全球有 600 个未受保护的服务器暴露在互联网中，这些服务器包含大量医疗放射图像。当然，医疗数据泄露事件不止于此，整个医疗行业必须加快改革，采取强有力的措施保证医疗数据的安全。

医疗数据所有权不清晰

医疗水平的进步建立在海量研究工作的基础上，而医疗研究工作的开展离不开医疗信息的支持。例如，临床医学评估和审查需要根据临床医学诊断结果和临床药物使用结果来进行，需要从不同医疗机构收集相关的数据进行纵向交叉研究。为了获取更多的医疗数据，有的机构利用互联网、大数据等技术从患者的电子病历中提取有价值的信息，与从医疗机构购买的数据相结合，以此构建医疗数据库。

医疗数据库的运营方掌握着大量个人隐私数据，他们会向第三方机构授权，允许第三方机构访问数据库，获取并使用数据。但在这种模式下，大多数医疗数据的使用没有取得所有者的授权。从法律角度看，医疗数据的这种存储与使用方式存在很大的法律风险。根据美国盖普洛民意调查，66% 的被调查者反对医疗机构向医疗大数据挖掘机构开放数据。为了规避法律风险，医疗机构可以减少数据流通与共享，这虽然可以在一定程度上保障数据安全，但也对医疗研究工作的开展造成了一定的制约。

强化流程：保障医疗数据安全

目前，数据已经成为医疗行业非常重要的生产要素。在这种情况下，医疗行业必须重视数据，做好数据治理。但由于医疗行业的数据种类极多，数据规模极大，数据治理并非易事。下面我们围绕医疗行业的数据治理问题提出一些建议。医疗行业数据治理的关键如图 12-2 所示。

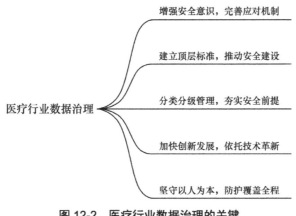

图 12-2　医疗行业数据治理的关键

增强安全意识，完善应对机制

医院要采取合适的策略做好数据管理工作，借助先进的技术设备维护数据安全。为了切实提高数据安全维护水平，医院要加强对管理人员、医护人员数据安全意识的培养，建立工作流多级审批机制、敏感数据泄露监测与管理机制、数据安全应急处置机制，最大限度地降低数据泄露风险。

建立顶层标准，推动安全建设

为了推动数据安全建设标准化，从根本上解决数据安全问题，医疗行业要建立健全顶层标准，指导医护人员、管理者规范使用医疗数据，并引导产业链上下游的医疗机械供应商、药品供应商、软件提供商等打破边界，实现数据流通与共享，并建立统一的标准，将数据价值充分释放出来。

分类分级管理，夯实安全前提

医疗机构要根据医疗数据的重要程度设置分类分级标准，对数据进行标签化管理，对敏感数据做好标记，为后续的数据脱敏提供指导。过去，数据分级分类主要依靠人力进行。随着人工智能、大数据等技术不断成熟，医疗机构可以利用这些先进技术自动对数据进行分级分类，做好数据管控与脱敏工作，发现数据泄露后及时进行溯源，并利用区块链技术切实保障数据安全。

加快创新发展，依托技术革新

医疗机构要积极推进技术革新，推广应用数据脱敏、数据水印、隐私计算等技术，以保证数据安全，充分发挥数据价值；促使诊疗、药物研发、院外健康管理、医保支付等环节的数据实现流通共享。

坚守以人为本，防护覆盖全程

因为医疗机构是直接面向人、以人为研究对象、为人提供医疗服务的组织，所以在日常工作过程中会收集大量个人信息，以这些信息为依据判断病情、制定治疗方案等。如果医疗机构没能有效地保障患者个人信息的安全，导致患者个人信息被泄露、被窃取，则会产生巨大的危机。目前，医疗机构保障患者信息安全的措施通常是对患者的各项数据进行脱敏、加密，进行匿名化和去标识化等。

医疗机构收集的患者信息比较特殊，常规地去标识化处理无法很好地保障数据安全，无法保证数据不会被窃取。为了规避这一风险，医疗机构需要聘请专业的医学人士与信息安全人员对患者的个人信息进行专业的去标识化处理，并采取严格的技术保护措施切实保证患者的个人信息不会被泄露、被窃取。

另外，医疗机构还要构建"以患者为中心"的个人信息风险评估和防护体系。该体系要覆盖患者个人信息收集、存储、使用、加工、传输、提供、公开等环节，为医疗机构对数据进行合规管理产生积极的推动作用。

制度建设：构建数据合规管理体系

根据《中华人民共和国数据安全法》的规定，对于重要数据，要明确数据安全负责人及数据管理机构，推动数据安全保护责任有序落地。另外，按照《中华人民共和国个人信息保护法》的要求，为了保护好个人信息，相关企业与机构要设置个人信息保护负责人，对个人信息处理活动及针对个人信息保护所采取的具体措施进行监督。

按照这两项法规的要求，医疗机构要围绕数据管理设置专门的岗位，安排专业的人员，建立健全数据管理制度，促使技术与法务有效联动，为医疗数据的合规管理提供强有力的保障，具体措施分析如下。

成立数据安全部门，构建数据合规体系

医疗机构要创建数据安全部门，设置医疗大数据安全委员会和医疗大数据安全工作办公室，建立并完善数据合规体系，切实保障医疗数据的安全。

- 医疗大数据安全委员会要承担起医疗数据安全管理职责，对医疗数据安全有关的重大事项进行讨论。
- 医疗大数据安全办公室可以设置数据保护岗位，安排专人担任数据保护官，制定医疗数据与个人信息保护策略、风险评估方案、合规评估方案、风险处置方案和应急处置方案，不断完善与数据安全和个人信息保护有关的规章制度，组织开展数据安全保护培训，提高医护人员及管理人员的数据安全保护意识，对医疗数据的使用情况进行审计。

引入第三方服务，提高数据合规能力

大部分医疗机构融合互联网的时间都比较短，在数据合规管理方面的探索也处于起步阶段，无论是制度建设还是具体的应用场景都不完善，导致数据合

规管理面临着比较大的风险。

为了解决这一问题，医疗机构必须高度重视数据合规建设，如果有必要，可以与专业的第三方机构合作，寻求技术专家、专业律师等的帮助，借助专业机构与专业人士丰富的知识储备与经验，创建一个高水平的医疗数据安全防护体系，为医疗数据安全及患者个人信息安全提供强有力的保障。

 ## 监管治理：数据属权与法律框架

近年来，我国开始完善与数据相关的法律体系，《中华人民共和国网络安全法》《中华人民共和国数据安全法》《中华人民共和国个人信息保护法》等基础性法律陆续出台。

在我国现有的与数据有关的法律法规中，GB/T 35273—2020《信息安全技术个人信息安全规范》和GB/T 39725—2020《信息安全技术健康医疗数据安全指南》都提到了"数据控制权"这一概念，与欧盟出台的《通用数据保护条例》所遵循的数据保护理念基本一致。从数据控制权的角度进行考虑，数据控制者享有数据控制权，同时要承担保护用户权益及数据安全的责任。基于此，未来，我国可能将数据控制者定义为数据权属的拥有者。

另外，因为医疗数据可能隐含着各个医疗机构的商业秘密，数据权属可能事关知识产权、专利技术等，所以根据相关法律法规的规定，在医疗机构没有违反相关法律法规的情况下，其关于特定知识成果的权属约定应该受到尊重。

值得注意的是，针对医疗数据的跨境传输需要遵循以下法律法规。

- 根据《中华人民共和国网络安全法》和《个人信息出境安全评估办法（征求意见稿）》的相关规定，如果涉及个人隐私及其他重要信息的医疗数据想要跨境传输，必须先进行安全评估，在相关部门备案。

- 按照GB/T 39725—2020《信息安全技术健康医疗数据安全指南》的相关要求，如果国内的医疗机构出于学术研讨的目的要向国外的医疗机构或其他组织提交非涉密、非重要的数据，必须获得数据安全委员会的审批；健康医疗数据控制者可以向境外传输个人健康医疗数据，但数据传输量累计不得超过 250 条，如果超过这个数量要提交相关部门审批。

- 根据 GB/T 39725—2020《信息安全技术健康医疗数据安全指南》的相关规定，无论医疗机构是在怎样的场景下对外传输医疗数据，都应该在传输数据之前对数据接收方的数据管理能力进行审查，而且要与数据接收方签订协议，对数据使用范围、双方应承担的数据保密责任、信息安全保障义务等做出明确规定。如果医疗机构对外传输的数据涉及人类遗传资源信息，需要提交我国人类遗传资源管理办公室进行审核，获得批准后才能对外传输。

- 为了保证我国居民遗传资源信息的安全，国家颁发了《中华人民共和国人类遗传资源管理条例》，明确规定如果医疗机构或其他组织要向国外组织、个人及国外组织与个人设立或控制的机构传输人类遗传资源信息，必须向国务院科学技术行政部门备案，或者提交信息备份。

- 根据 2021 年 3 月生效的《中华人民共和国刑法修正案（十一）》第三十条规定：违反国家有关规定，非法采集我国人类遗传资源或者非法运送、邮寄、携带我国人类遗传资源材料出境，危害公众健康或者社会公共利益，情节严重的，处三年以下有期徒刑、拘役或者管制，并处或者单处罚金；情节特别严重的，处三年以上七年以下有期徒刑，并处罚金。

第五部分

区块链医疗

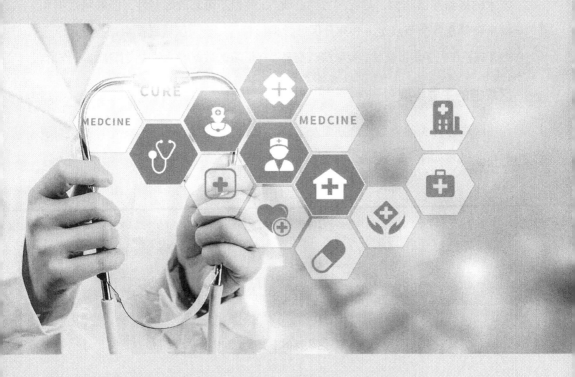

第13章　区块链医疗：驱动医疗智能化变革

 ## 区块链的概念及核心技术

区块链是一种综合运用分布式账本、非对称加密、智能合约、共识机制等技术的数据存储结构，具有"去中心化"、数据不可篡改等特性，能够将数据和信息存储在各个节点上，并充分保证数据信息的安全。区块链技术常被应用于金融领域，在数字货币交易、金融资产交易、存证防伪数据等活动中发挥着重要作用。

区块链的主要类型

区块链有 3 种类型，分别是公有链、联盟链和私有链。区块链的主要类型和核心技术如图 13-1 所示。

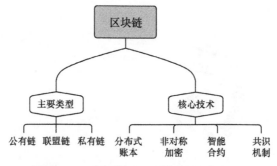

图 13-1　区块链的主要类型和核心技术

（1）公有链

公有链又称为非许可链，是一个完全"去中心化"的区块链，没有官方组织、管理机构及中心服务器参与，各节点可以自由接入网络，在共识机制的指导下开展工作，利用密码学技术保障交易安全，辅之以经济层面的激励，在陌生的网络环境中建立信任关系，从而形成"去中心化"的信任机制。

（2）联盟链

联盟链因为需要获得注册许可，所以又被称为许可链，仅允许联盟成员参与，按照联盟规则确定读写权限及参与记账权限。新晋的参与主体通过联盟成员的网关节点接入联盟链，并通过预先设定的节点对整个共识过程进行控制，由联盟成员共同进行网络维护。

（3）私有链

私有链是企业自发创建的，按照企业要求设定运行规则，不仅为企业提供了一个安全、可追溯、不可篡改、可以自动执行任务的运算平台，还可以有效防范来自内部与外部的攻击，最大限度保障数据安全。一般来说，私有链主要有两大应用，一是应用于企业内部的数据库管理、审计等场景，二是应用于政府预算、行业统计数据等场景。在政府使用私有链处理相关事务的过程中，相关职能部门要做好监督工作。

区块链的四大核心技术

区块链主要解决交易的信任和安全问题，这是因为它针对这些问题提出了4项技术创新（如图 13-1 所示），分别是分布式账本、非对称加密、智能合约和共识机制。

（1）分布式账本

分布式账本指的是一种在网络成员之间共享、复制和同步的数据库，由分布在不同地方的多个节点共同记账，每个节点记录的账目都很完整，都可以对交易过程进行监督，共同为其作证。相较于传统的分布式存储，基于区块链的分布式存储有以下两大特性。

- 第一，区块链的每个节点都使用块链式结构存储完整的数据，利用"时间戳"技术和链式结构为每笔交易、每个事件赋予一个时间印记，为信息追溯提供极大的便利。
- 第二，任何一个节点都不能单独记录账本数据，可以有效避免某个节点的记账人做假账的问题。同时，因为记账节点比较多，即便某个节点遭到攻击，也不会影响账目数据的安全，除非所有节点全部遭到破坏。

（2）非对称加密

非对称加密指的是使用不同的密钥进行加密与解密，这两个密钥分别是公开密钥和私有密钥，简称公钥和私钥。使用公钥加密的信息必须通过私钥进行解密，所以即便这类信息被泄露，也无法被解密，因为私钥掌握在个人手中。在这种方式下，信息安全可以得到有效保障。

因为采用了非对称加密技术，所以区块链上存储的信息是公开的，但账户的身份信息是加密的，只有获得授权才能访问，这样一来就可以最大限度地保证客户信息的安全。另外，区块链上的数据无法被篡改，如果有人试图篡改，就会留下证据。

（3）智能合约

智能合约是由法律学者尼克·萨博提出来的，指的是"一套以数字形式定义的承诺，包括合约参与方可以在上面执行这些承诺的协议"。智能合约利用区块链上的数据不可篡改这一特性，支持预先设定好的规则和条款在满足智能合约代码所列要求的前提下，在没有人为干预的情况下自动执行，这些交易可以追溯但不能逆转。

另外，智能合约可以提高交易效率，降低交易成本，让交易记录更准确，排除第三方的干扰，进一步增强网络的"去中心化"特性。

（4）共识机制

通证是以数字形式存在的权益凭证，可以用来表示身份证、学历、股票、债券、资格证明等诸多内容，代表的是一种权利、一种固有和内在的价值。

区块链中的利益分配与使用都要借助激励机制来实现，需要借助激励机制达成网络共识，使区块链各个环节的参与者都能获得相应的回报，从而积极、主动地承担相应的责任，完成相应的任务，保证整个系统安全、有序地运行。

综上所述，区块链技术具有"去中心化"、不可篡改、全程留痕、可以追溯、集体维护、公开透明等特点，其在医疗行业的应用可以解决信息不透明、系统运转效率低等问题，促使各个环节的参与者相互信任、高度协作，保证行动的一致性。

 # 区块链赋能医疗信息化建设

在医疗信息化快速推进的过程中，电子病历、临床信息系统等领域得到了快速发展，促使医疗数据的规模呈现爆发式增长。而医疗数据涉及大量隐私信息与敏感数据，医疗机构如何对这些数据进行安全存储、高效管理，是推动行业信息化发展的关键。

一直以来，医疗数据管理面临着数据管理及共享规范不标准、不严谨的问题，进而引发了一系列问题，具体表现在以下几个方面。

- 患者病历信息、个人信息易被泄露，医疗领域的信息安全、财产安全受到巨大威胁。
- 各个医疗机构的数据存储结构不同，再加上缺乏统一的数据分享机制，在很大程度上限制了数据共享，导致医疗系统的运行效率比较低。
- 药品来源及患者的电子保单需要长期追踪，而追踪需要借助数据来实现，如果数据丢失、遗漏或被篡改，会给信息追踪造成巨大阻碍，使患者遭受一定的经济损失。

为了解决数据存储及数据交换等问题，医疗机构引入了区块链技术，具体应用于以下几个方面。区块链赋能医疗信息化建设如图 13-2 所示。

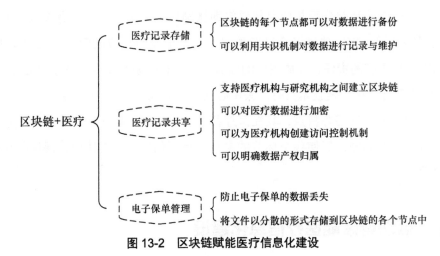

区块链+医疗

医疗记录存储
- 区块链的每个节点都可以对数据进行备份
- 可以利用共识机制对数据进行记录与维护

医疗记录共享
- 支持医疗机构与研究机构之间建立区块链
- 可以对医疗数据进行加密
- 可以为医疗机构创建访问控制机制
- 可以明确数据产权归属

电子保单管理
- 防止电子保单的数据丢失
- 将文件以分散的形式存储到区块链的各个节点中

图 13-2　区块链赋能医疗信息化建设

医疗记录存储

患者的医疗记录一般由医院保存，记录的信息包括患者的病情诊断、检查结果、健康档案等。如果患者需要这些信息，可自行复印。虽然近年来，在快速发展的互联网及云计算技术的支持下，医疗机构打造了区域级的电子健康平台来存储患者的医疗记录，并实现了部分医疗记录共享，但该平台很容易遭到攻击，导致患者的医疗信息、个人隐私极易被泄露。

在分布式存储架构体系下，区块链的每个节点都可以对数据进行备份，即便某个节点出现问题，也不会对整个数据库的正常运转产生不良影响。另外，基于区块链技术，医疗机构还可以利用共识机制对数据进行记录与维护，防止某个参与者擅自修改数据，以保证数据安全。

医疗记录共享

在医疗信息化背景下，很多医疗机构创建了电子医疗管理系统。但对于各个医疗机构与研究机构来说，由于数据格式不统一，需要耗费大量时间与精力获得中心化管理机构的授权，这就给数据共享带来了较大的困难。

区块链技术改变了数据集中存储、需要组织机构统一授权与审核的模式，支持医疗机构与研究机构之间建立联盟链，各个节点获得授权加入区块链后要采用相同的结构存储数据，而且可以对其他节点的数据进行访问，减少数据审核时间，提高数据分享效果。

区块链的密码学技术可以对医疗数据进行加密，隐藏可以识别用户身份的关键信息，即便数据被泄露，也不会对用户造成太大影响。区块链的智能合约和非对称加密技术可以为医疗机构创建访问控制机制，设置访问权限，对访问数据的人员身份进行严格核验，从而保证数据安全。此外，区块链的通证激励机制可以明确数据产权归属，提高区块链参与者信息化的意愿，推动医疗大数据健康、可持续发展。

电子保单管理

区块链在医疗行业的其他领域也有很多应用场景。例如，区块链可以用于电子保单管理，防止电子保单的数据丢失。在传统的管理模式下，保险公司一般会对电子保单的数据进行备份，并利用 IT 技术保证电子保单的安全，防止电子保单中的信息泄露。但事实上，这些措施很难防止信息泄露。

区块链的应用可以从存储层面对文件进行切割，将其划分为 N 个部分，通过对这 N 个部分进行备份，将其以分散的形式存储在区块链的各个节点中。在这种情况下，即便某个节点的数据被窃取，窃取者也很难通过单个节点的信息拼凑出整个文件。窃取者想要还原文件，必须从文件上传者处获得文件的哈希值 [1]，找到所有的文件碎片，再按照正确顺序将这些碎片拼凑在一起，这样才能获得原始的、完整的文件。区块链的这一特性使文件很难被篡改。

总而言之，区块链在医疗行业的应用具有很多先天优势，可以解决医疗行业信息化转型过程中的很多问题，对医疗行业的信息化转型、智能化发展产生

---

[1] 哈希值：即Hash值，哈希算法将任意长度的二进制值映射为固定长度的较小二进制值，这个小的二进制值被称为哈希值。哈希值是一段数据唯一且极其紧凑的数值表示形式。因此，我们可以理解为哈希值就是文件的身份证。

积极的推动作用。商业信息系统预测，到 2025 年，全球医疗保健市场在区块链领域的投入将达到 56.1 亿美元，而使用区块链技术每年将为医疗机构节约 1000 亿～ 1500 亿美元的费用，让公众享受到更优质、更安全的医疗服务。

 ## 基于区块链的医疗数据管理

区块链技术在医疗行业的渗透应用已经成为大势所趋。现阶段，区块链在医疗行业的应用场景主要包括对药品生产、流通、使用的全过程进行监督管理，对医疗数据进行确权、记录并管理患者的健康数据等。这些应用归结为一点，就是医疗数据管理，其应用具体分析如下。基于区块链的医疗数据管理如图 13-3 所示。

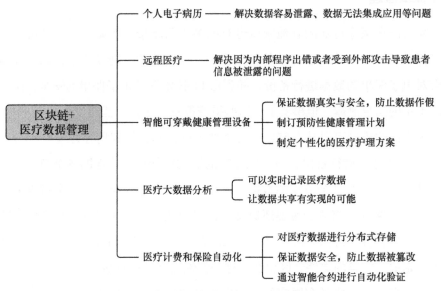

图 13-3　基于区块链的医疗数据管理

个人电子病历

在医疗行业信息化的发展过程中，电子病历的推广应用是一个非常重要的环节。电子病历可以完整记录患者的病史、诊治医生、诊治方法、用药情况、检查结果、手术情况等诸多信息,使各个医疗机构可以高效协作,简化诊治流程,节约看病成本,提高诊疗质量与效率,并降低诊疗风险。

虽然电子病历有很多优点,但也面临着数据容易泄露、数据无法集成应用等诸多问题,这些问题可以借助区块链得以解决。

例如,Health Wizz 利用区块链、移动技术和数据管理技术打造了一个移动平台,可以对患者的病历数据进行整合,支持患者随时随地查询自己的病历信息。同时,为医疗机构进行研究提供了安全防护技术与工具,支持医疗研究机构、药物研发公司、医疗设备生产企业等主体共同整合患者的医疗数据,保证数据的完整性。此外,其还将患者医疗信息的所有权交给患者,彻底解决了医疗数据的权属问题。

远程医疗

远程医疗是随着 5G、人工智能、边缘计算等技术的不断发展及其在医疗领域的渗透应用而产生的一门新学科,其可以将相隔万里的医疗机构连接在一起,让医疗机构中的医护人员、专家与患者面对面交流,使远程教学、远程诊疗、远程咨询等成为现实。远程医疗可以打破并简化无序的就医流程,节省患者的时间与精力。最重要的是,远程医疗可以解决医疗资源地区分布不均的问题,使偏远地区的患者也能享受到高质量的医疗服务。

传统的远程医疗平台可能因为内部程序出错或者受到外部攻击导致患者信息泄露,这一问题可以借助区块链技术得到有效解决。

以 Medicohealth 平台为例,这是一个基于区块链技术打造的"去中心化"的远程医疗平台,支持用户对自己的健康信息进行同步记录,保证信息存储与访问安全。此外,用户可以在获得授权的情况下,通过该平台访问医疗机构的数据库,可以查看医生执照,并对医生进行评价。

Medicohealth 平台不仅可以为患者提供帮助，还能对为患者提供帮助的医生进行奖励，增进医生与患者之间的沟通与交流。

智能可穿戴健康管理设备

智能可穿戴健康管理设备可以实时获取用户的健康数据，并将其发送到健康区块链中，从而保证数据真实，实现健康管理与辅助治疗等功能。

智能可穿戴健康管理设备将采集到的用户健康数据直接上传到区块链中，最大限度地保证数据真实与安全，防止数据作假。数据上传到区块链之后，医疗机构可以利用人工智能、大数据等技术对数据进行深入分析，找到用户潜在的疾病风险，制订预防性健康管理计划，使用户能够实时了解自己的健康状况，提前进行干预、管理；医疗机构可以利用区块链自主认知身份顾问程序管理技术，对智能可穿戴健康管理设备收集到的用户健康数据进行综合分析，为用户制定个性化的医疗护理方案及更加科学的医疗决策。

例如，Welltok 旗下的 CafeWellHealth 健康优化平台，就是利用人工智能技术对智能可穿戴健康管理设备获取到的用户体征数据进行分析，发现用户的不良生活习惯并进行干预，同时为用户定制预防性健康管理计划，防止某些突发性疾病或重大疾病的发生。

医疗大数据分析

医疗大数据的收集与应用事关医疗行业的发展，尤其是医疗方法的创新、药物研发与人类基因工程。目前，如果医护人员没有及时记录临床诊疗数据，患者没有及时反馈用药情况，再加上个人基因检测成本比较高，则会导致单个医疗机构的这三类数据都比较缺乏，因而无法满足医学研究的需要。

解决这一问题最好的方法就是数据共享。区块链技术的应用不仅使医疗数据可以实时被记录，还使数据共享有了实现的可能。在区块链技术支持的环境下，医疗机构开放数据可以获得一定的通证奖励，之后会更加主动地开放更多数据，扩大数据供给，满足需求方的数据需求，积极推动医疗研究的快速发展。

例如，科技创业公司 Nebula Genomics 使用区块链技术开展 DNA 测序，用户向基因测序服务提供商支付相应的费用，获取基因测序数据，这些数据受 Nebula 网络保护。如果医疗机构或其他公司想要获取这些数据，则必须向用户购买。

医疗计费和保险自动化

目前，医疗计费与保险赔付流程复杂、效率低的问题极大地影响了患者的就医体验，该问题的解决不仅涉及医疗机构，还涉及保险公司。在医疗保险领域，保险机构的主要任务是资金整合、投资与理赔，索赔支付与裁决环节的流程较为复杂，需要投入大量的时间与人力。同时，医疗机构每年也要在保险报销方面耗费大量的时间与精力。

区块链技术的应用为这一问题的解决提供了有效的方案。区块链可以对医疗数据进行分布式存储，将保险数据完整地记录下来，并保证数据安全，防止数据被篡改，解决合同争议与纠纷。另外，如果医疗保险计费与赔付过程中需要专业医生或者公证人，则可以通过智能合约进行自动化验证，跳过中间的许多流程，从而节约时间，降低成本。

例如，区块链企业 Stratumn 联合德勤与支付服务商 Lemonway 打造的 LenderBot 就是一款基于区块链的保险产品，其允许人们通过 Facebook Messenger[1] 沟通交流，定制微保险产品，保险对象一般是用于交换的高价

---

1 Facebook Messenger：Facebook发布的Windows版的桌面聊天软件。

值物品。在这个应用中，区块链扮演着第三方的角色。

 医药产品防伪溯源与追踪监管

医药产品供应链溯源的主要目的是验证真伪，以打消消费者的疑虑，让消费者放心购买。医药行业供应链的参与主体众多，包括制药企业、批发商、医院、诊所、药店等，它们往往独自保存信息，不会将信息对外开放，这也导致了整条供应链上的信息不透明，数据无法流通共享。在这种情况下，一旦产品出现问题，各参与主体都无法及时获取相关信息，也无法追溯问题的源头，给举证、追责带来了极大的困难。

区块链上的数据具有可追溯、实时更新、开放共享等特性，如果将其应用于药品溯源防伪，那么药品生产和流通中每个环节的信息都会被记录上链，且药厂、药店、医疗机构、监管部门等可以随时查询药品全生命周期的任意信息，从而实现药品流向管理和防伪，进一步确保医疗安全和医疗质量。

医药产品的防伪

2019年，世界卫生组织发布报告称，全球每年假药销售额高达850亿美元，呼吁世界各国联合起来共同解决这一问题。而美国商务部估计全球每年假药的交易额为750亿～2000亿美元，假药销售的重灾区在亚洲、非洲、南美洲等的一些国家和地区。

区块链技术应用于药品防伪溯源，可以利用"时间戳"技术和链式结构为每个交易、每个事件加盖时间戳记，形成一个长长的链条，为信息溯源提供依据；还可以利用共识机制将医疗数据记录下来，防止数据被恶意修改、删除，保证数据安全。

具体来说就是，区块链技术可以记录药品的所有信息，包括药品的生产日期、价格、疗效、流通情况等，为溯源提供充足的依据。如果药品在流通过程中丢失，相关人员可以利用区块链上记录的数据对药品进行追踪，快速定位药品最后出现的位置。如果发现存在安全隐患的药品，相关人员可以根据区块链记录的药品流通信息快速找到药品出现问题的环节及购买药品的用户，快速召回问题药品，并制定后续的处理方案。

例如，MIoT.AI 云医链借助物联网技术将医疗器械、医疗诊断、药品流通等环节串联在一起，打通数据产生、处理、存储、共享等环节，形成了一个完整的闭环，可以最大限度地保证数据真实、安全、不可被篡改，为精准医疗、药物流通等提供真实可靠的数据。

医疗垃圾处理

为了保证患者安全，医疗过程中要使用很多一次性医疗用具，从而产生了很多医疗垃圾。医疗垃圾的处理流程比较复杂，要经历科室分类、打包、暂存、院内转运、集中储存、院外转运、终端处置 7 个环节。如果这个过程缺乏监管，则有可能催生一条"黑色产业链"，导致医疗垃圾未经严格处理回流到市场，严重威胁医疗人员及患者的身体健康。

此外，如果医疗垃圾处置不合理，还有可能造成严重的环境污染。如何科学处理这些医疗垃圾，防止发生交叉感染，降低对环境的污染，成为亟须解决的一大难题。

区块链技术可以用于医疗垃圾的追踪与管理，对医疗垃圾产生与处理的全过程进行追溯，解决医疗垃圾不规范处理所引发的环境污染、交叉感染等问题。最早将区块链技术应用于医疗垃圾追踪管理的是福建省。

享链是贵阳信息技术研究院以中国科学院软件所为技术依托打造的区块链基础服务平台，福建省借助享链打造了医疗垃圾追踪解决方案，通过在各个节点（主要包括医疗垃圾收集、封装、运输、交接与销毁等）部署传感器，对医疗垃圾从产生到处理的全过程进行监控，从而全面地获取数据，包括医疗垃圾的交接记录、院内的流转路线监控、仓库监控等，实现对医疗垃圾处理过程的监督与管理。

 # 区块链在医药冷链中的应用

冷链是在特定低温环境下保证产品安全的特殊供应链系统，而医药冷链就是冷藏医药产品的流通供应链，其能够在医药产品的流通过程中为医药产品质量和性能提供保障。

医药产品的安全与人们的生命安全息息相关，因此我国应不断完善冷链体系，大力发展医药冷链。就目前来看，区块链技术在医药冷链中的应用将会破除数据壁垒，打通信息交流共享渠道，完善冷链物流追溯机制，强化冷链物流监管，重塑医药冷链信用体系，从而促进医药冷链快速发展。

传统医药冷链的局限性

传统医药冷链通常包括仓库、供应商、制造商、渠道商、物流中心等多方主体，因此在进行信息交流和信息共享时，信息安全往往难以得到有效保证。

传统医药冷链物流技术和信息化水平十分有限，在供应链中，供应商、制造商、渠道商、分销商、零售商等各个物流节点上的企业可能并未全部联网，因此这些企业往往难以掌握所有信息数据，且医药冷链的各个环节在管理上通常互相独立，使用的运输资源和信息系统各不相同，导致形成"信息孤岛"，难以实现信息共享。另外，传统医药冷链中还存在信息缺乏真实性、信息传递效率低、信息不对称等诸多问题，导致难以实现商流、物流、信息流和资金流一体化，不仅给企业协作带来了困难，也不利于构建良好的医药冷链信用体系。由此可见，随着社会的进步，冷链医药产品市场不断扩大，传统医药冷链已经无法满足现阶段的市场需求。

区块链在医药冷链中的应用

区块链是一种融合了密码学、计算机程序和互联网等多个领域知识的新兴技术，能够记录、存储和共享数据信息。区块链与医药冷链的融合应用不仅可以提高医药冷链中各个环节的信息透明度，解决各方互不信任的问题，也能实现物流、商流、资金流和信息流一体化，解决信息不对称的问题，并提高信息的真实性和可靠性，从而为各个企业之间的多方协作提供支撑。

区块链在医药冷链领域的作用如图13-4所示。具体来说，在医药冷链中，区块链技术主要能发挥以下作用。

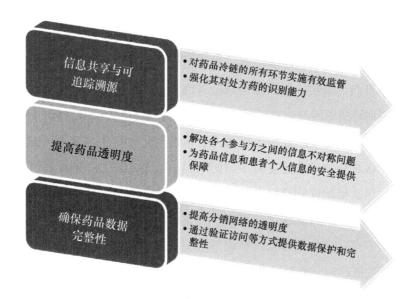

图 13-4　区块链在医药冷链领域的作用

（1）信息共享与可追踪溯源

区块链具有可追溯的特点，能够对药品冷链的所有环节实施有效监管，实现药品流通全过程信息可查验，充分保证药品的安全，提高医药冷链产品的可靠性，增强消费者对医药冷链产品的信任。

若要充分发挥区块链的追踪溯源作用，就必须强化其对处方药的识别能力。具体来说，医药冷链中的生产商可以在包装新药时为每盒药品加印唯一的条码标识，为其建立专属电子身份，并将相关信息加密到智能合约中，链接智能合约与全部数据，从而实现药品流通全过程可追溯，有效限制假药在医药冷链的各个环节中流通。

（2）提高药品透明度

区块链具有公开透明的特点，区块链技术与医药冷链的融合应用能够有效提高医药冷链的透明度，解决物流、客户、供应商、生产商、分销商等各个参与方之间的信息不对称问题。与此同时，区块链应用还可借助智能合约为药品信息和患者个人信息的安全提供保障，并在状态数据库中记录和存储药物特性、药物数量、药品名称和药品有效期等信息。

（3）确保药品数据完整性

区块链具有数据难篡改的特点，能够利用加密网络为参与者提供单一事实来源，并通过共识机制确保数据记录的有效性。将区块链应用于医药冷链中能够提高分销网络的透明度，并通过验证访问等方式提供数据保护和完整性。

区块链技术的应用还有助于推动关于信息流动和信任问题的决策。在医药冷链中融合区块链技术构建支持多方访问的防篡改系统，能够有效解决信息流动和信任问题，借助区块链技术的全程留痕、可追溯、不可篡改等特性，医药冷链中的每个主体都可以通过防篡改系统获取药品数据等信息。区块链能够利用共识算法、点对点传输和密码学将每笔交易都与相邻的区块相串联，确保任何一笔交易数据的安全性和一致性。

一般来说，医生诊断的准确性与其掌握的患者医疗信息数量和质量有关，但部分患者难以记清既往疾病的细节，也无法表述清楚疾病的详细情况，且纸质病历难以长期保存，因此医生在诊断时往往缺少可供参考的信息资料，从而影响诊断的准确性。而基于区块链技术的电子病历具有便于携带、可转换、易保存和共享的优势，能够有效解决由以上问题造成的不便。

区块链具有"去中心化"、不可分解、可追溯等特点，能够在确保患者信息数据安全的前提下实现电子病历信息共享，将病历、药方等开放给患者、药房和医护人员。这不仅有助于提高患者的主动参与度，还能为医生全面了解患者情况提供方便，加快实现精准医疗的步伐。由此可见，区块链数字化可以通过连接医疗活动的各个环节和各方医疗主体来促进信息流通，并减少纸质病历的使用。

综上所述，区块链能够通过解决信任问题来实现价值创造，未来，区块链与金融资本、实体经济的融合将日益深入，医药冷链也将通过与区块链技术的融合实现数字化转型，并逐步构建区块链产业生态。区块链技术将不断加深和拓宽"区块链＋医药冷链"应用的深度和广度，驱动医药冷链高质量发展。

第 14 章　区块链＋医保：创新医保服务模式

 区块链在医保领域的应用价值

区块链提供的服务具有"去中心化"的特性，因此在区块链技术的支持下，"去中心化"成为节点间竞争、网络维护、时间戳设计、共享数据维护等多种模型的设计基础。"去中心化"的模型具有开放式、扁平化、平等性的结构和信息公开透明、不可篡改的信任网络，能够实现自下而上的民主决策。

在"去中心化"的系统中，任何参与方都可以作为中心或节点，节点依托于中心而存在，同时，节点也可以自由地选择中心，但中心并不是一成不变的，而是阶段性的。

目前医疗保险行业面临的问题

一般来说，医疗保险涉及投保人、医疗服务提供方、医疗保险提供方、医保监管方等多方人员和多个部门，这些医疗保险系统中的元素需要互相联系、共享信息。现阶段，我国的医疗保险大致可分为两种，分别是商业医疗保险和社会医疗保险，但这两种保险均有不足之处，具体表现在以下几个方面。

- 从投保人的角度来看，选择商业医疗保险产品具有较大的风险。在投保阶段，可能存在销售人员误导宣传风险或夸大产品收益等情况；在理赔阶段，可能存在理赔周期长、理赔手续和流程烦琐、理赔方出现失误、投保方和理赔方对条款的理解不一致等情况，导致赔付款难以及时到位。另外，商业医疗保险机构也难以充分保障投保人的信息安全。

- 从医疗服务提供方的角度来看，医疗保险报销需要整理和审计大量病历等医疗信息，如果贸然与保险机构共享医疗信息，那么可能会造成信息泄露等问题。

- 从医疗保险提供方的角度来看，由于自身掌握的医疗数据信息不足以支撑核保部门正常运行，为了防止骗保等问题，往往要在资料审定、索赔检查、数据库维护等方面花费高额成本，有时甚至要向第三方机构求助。而从社会保险的角度来看，我国的医疗保险体系存在报销周期长、报销比例各异、医保范围不统一等问题。

- 从医保监管方的角度来看，在传统的医疗保障体系中，患者的医疗信息通常由医院和医疗机构来管理，而患者和医保经办机构等各方人员难以接触到相关信息，导致医疗保险活动中的各个参与方之间信息不对称。在无法共享信息的情况下，患者若要享受医疗保障服务，就必须向医疗保障机构提供大量材料来证明自己的身份和花费的医疗费用等，过程烦琐。现阶段，我国的医疗保障体系存在监控时效性差、报销比例不统一、医保目录范围各异等诸多问题。

区块链在医疗保险中的应用价值

区块链融合了分布式账本、非对称加密、共识机制、智能合约等多种核心技术，具有"去中心化"、数据难篡改、信息公开透明等特性。区块链的应用有助于解决医疗保险行业当前存在的问题，促进行业进步。区块链在医疗保险中的应用价值如图 14-1 所示。

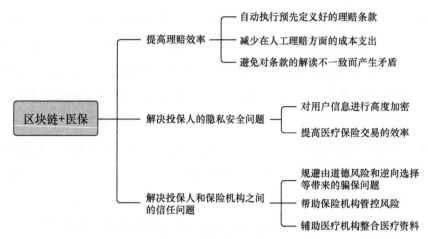

图 14-1　区块链在医疗保险中的应用价值

区块链技术能够为医疗保险活动打造一个"去中心化"的环境，让交易数据能够在节点之间共享，从而实现点对点交易，让保险机构能够利用新技术和新应用推动行业发展。

（1）有助于提高理赔效率

区块链中的智能合约能够基于不可篡改的数据信息自动执行预先定义好的理赔条款，提高理赔效率，同时由于智能合约具有自治性，使用智能合约来完成理赔工作能够有效减少在人工理赔方面的成本支出，其自动触发理赔的机制也能避免投保人和保险机构因对条款的解读不一致而产生矛盾。

（2）有助于解决投保人的隐私安全问题

非对称加密是区块链的核心技术之一，能够通过对用户信息进行高度加密来保证数据的安全和个人的隐私。因此，将区块链技术与医疗保险行业相融合有助于保护投保人的个人信息，提高交易效率。在实际投保赔付活动中，医院和医疗机构为了保护患者的隐私，往往不会与保险机构共享信息，在这种情况下，赔付周期较长，区块链技术的应用能够为投保人的信息安全提供保障，从而提高医疗保险交易的效率，缩短赔付周期。

（3）有助于解决投保人和保险机构之间的信任问题

区块链具有数据不可篡改和信息公开透明等特性，能够确保信息数据的真实性和可靠性，解决保险机构和投保人之间的信任问题，在一定程度上规避道德风险和逆向选择等带来的骗保问题，并帮助保险机构管控风险，辅助医疗机构整合医疗资料，优化外部审计工作。

 ## "区块链＋医保理赔"解决方案

对于保险行业尤其是医疗保险行业来说，理赔效率低是一个普遍存在的问题。一旦用户进入理赔流程，就不得不面对保险公司的各种审核要求，例如病历资料不全、银行卡号不正确、不符合理赔条件等。下面我们对导致医疗保险理赔效率低的原因进行具体分析，并基于区块链提出有效的解决方案。医疗理赔效率低的原因及解决方案如图 14-2 所示。

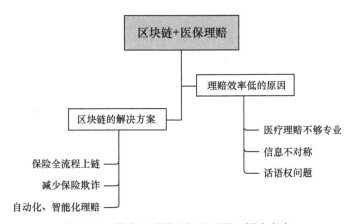

图 14-2　医疗理赔效率低的原因及解决方案

医疗理赔效率低的原因

（1）医疗理赔不够专业

保险公司的核保人员、理赔人员可能存在操作流程不规范、对各项原则的把控不专业等问题。例如，在核保理赔方面，一些保险公司的核保理赔制度不完善，理赔流程不规范，每个理赔环节都涉及大量人工操作，需要耗费大量的人力、物力，工作效率极低，而且需要客户提交大量资料，一旦某些资料缺失，就有可能理赔失败，导致客户体验不佳。

（2）信息不对称

由于患者资料主要掌握在医院手中，而医院与保险公司相互独立，没有实现信息共享，这就导致保险公司无法对医疗费用的产生过程进行实时监控，无法准确判断这些医疗费用是否在理赔范围内。为了解决这一问题，保险公司只能要求投保人提交各种证明，这在很大程度上影响了理赔效率。

（3）话语权问题

保险公司与投保人签订的合同一般是保险公司提前拟定的，而投保人因为缺乏相关知识，即便逐字逐句地阅读保险合同，也无法准确理解各项条款，更无法发现其中存在的霸王条款及各项条款中潜藏的漏洞。用户进入理赔流程后，会受到来自理赔人员的各种刁难，被告知违约或者不符合理赔条件，最终无法获得应有的赔偿。

在上述导致理赔效率低的 3 个问题中，最难解决的是话语权问题，因为这一问题的解决需要行业监管与行业自律，无法在短时间内解决。理赔不专业、信息不对称等问题可以通过区块链技术来解决。

从本质上看，理赔效率低其实是保险公司与投保人之间没有建立完全信任关系。区块链作为一种"去中心化"的大规模信用机制，不仅可以消除中心机构的超级信用问题，而且可以提高信用机制的运行效率及运行的安全性，应用于保险行业可以简化保险理赔的流程，提高理赔效率，避免欺诈行为发生，使投保人与保险机构的利益都能得到很好的维护。

区块链的解决方案

（1）保险全流程上链

医疗保险行业现有的投保、索赔、报销等流程需要消耗大量时间与精力，总体效率比较低。而在区块链技术的支持下，患者、医疗服务者和保险公司可以共享患者的身体状况及就医情况等信息，切实提高索赔效率。此外，区块链可以存储保险合同的签订与管理、数据库维护、保险款项的支付与收取、索赔检查、资料审核等信息，实现信息的链上查验，切实保证各类信息的安全。

（2）减少保险欺诈

区块链中记录的信息无法篡改，而且可以将保险机构对医疗档案的调用过程记录下来，包括调用时间、调用次数等，保证各项信息的可审查性、透明性与安全性，从而避免保险欺诈。此外，区块链还支持联盟成员进行数据共享，从而更好地防范欺诈风险。

（3）自动化、智能化理赔

在区块链技术的支持下，投保人无须提供海量的理赔资料与证明。如果资产可以智能化地嵌入智能合约中，就可以自动启用理赔流程，甚至可以实现自动理赔，极大地提高理赔效率，带给客户更极致的理赔体验。在具体实践中，基于区块链的存证查验系统只需要几秒就可以完成对保险索赔的资格审查，然后借助智能合约实现快速理赔。而在人工理赔模式下，资格审核可能需要耗费几小时甚至更长时间。由此可见，区块链在理赔环节的应用确实可以降低人力成本与时间成本，提高理赔效率。

总而言之，在区块链技术的支持下，投保人、医院、保险公司可以建立起强大的信任关系，基于这种信任，传统保险理赔中的很多问题都能得到解决。这不仅可以带给投保人更快捷、更方便的理赔服务，还能创新医疗保险的服务模式，推动医疗保险行业实现创新发展。

"区块链＋医保监管"的场景路径

医保管理的目的在于保证医保资金支出的合理性，满足居民的基本医疗需求，保证医疗服务的质量。目前，患者的医疗信息主要存储在医院的信息系统中，只有少部分信息能够被医保经办机构获取，导致医保经办机构与医疗机构掌握的信息不对称，无法对患者在就医过程中产生的各项费用、就诊记录明细等内容做出全面把控。

　　另外，由于各地的医保报销政策存在一定的差异，异地报销不仅手续烦琐，监管方面也存在漏洞，这就导致"欺保骗保"行为时有发生。区块链技术应用于医保监管可以提高各类信息的公开度、透明度，有效防范"欺保骗保"行为的发生。"区块链＋医保监管"的应用优势及场景路径如图14-3所示。

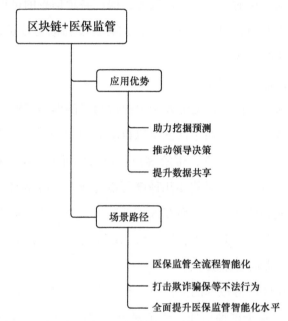

图14-3　"区块链＋医保监管"的应用优势及场景路径

区块链在医保监管中的应用优势

　　区块链技术可以对各类数据进行分布式存储，促使医院、患者、医保经办机构建立信任关系。一旦某个节点出现篡改保单记录的行为，区块链中的其他节点将拒绝修改，从而保证信息的真实性，提高医保报销的透明度。

　　具体来看，区块链应用于医保监管具有以下三大优势。

　　（1）助力挖掘预测

　　区块链技术的应用促进了医疗信息数据的共享，医保活动中的各个参与方均可随时在区块链上获取实时的数据信息，实现医疗数据同步访问，助力对医疗数据的挖掘及医保行为的预测。

（2）推动领导决策

区块链是一个高效率的协同系统，能够融合预测技术和数据分析技术等，为领导决策系统赋能，促进领导决策系统的革新。

（3）提升数据共享

区块链应用分布式账本技术，能够将患者的检验结果、检查结果、病程记录等就医全过程中的所有数据实时上链存储，使各个医疗机构通过区块链就能查询患者的全部医疗数据。对患者来说，数据共享能够避免因重复检查花费的不必要的医疗费用；对医保报销部门来说，患者不再重复检查有助于减少医保基金方面的支出。与此同时，医保经办机构也可以通过分析患者的医疗数据及时发现异常，从而提前解决医保违规问题，强化自身的医保监管能力。

"区块链+医保监管"的场景路径

在"区块链＋医保监管"的机制下，整个医疗保障体系中的各个参与方都可以借助融合了共识机制的分布式账本来实现信息共享，从而提高医疗信息的真实可靠性，有效解决医院、参保人、医保经办机构互不信任的问题，进一步促进医疗领域和医疗保障领域快速发展。

（1）医保监管全流程智能化

区块链技术在医保监管中的应用能够将患者就医全流程的信息全部上链存储，在确保信息数据的安全性、真实性、可靠性的同时，也为患者、医院、医疗机构、医保经办机构等各个参与方查询信息提供了便利，提高了患者的就医效率及医疗信息的公开性和透明性，有助于加快医疗保障活动中各个环节的效率，从而解决监控时效性差、报销比例不统一、医保目录范围各异等问题。

（2）打击欺诈骗保等不法行为

区块链具有数据不可篡改、全程留痕等特性，能够详细记录患者的医疗档案调用情况，充分保障信息的安全性、准确性、透明性和可审查性。同时，区块链技术也能实现数据共享，为医保活动的各个参与方查询数据信息提供便利，从而有效防止医保欺诈事件的发生。

（3）全面提升医保监管智能化水平

区块链技术可以为医保监管赋能，基于区块链的医保监管智能化解决方案既能够利用区块链存证查验系统提高医保支付资格的审查效率，也能利用智能合约技术提高支付环节的智能化程度，从而提高医保监管工作的效率，节约时间、降低成本，达到为医保中心端减负的目的，并为医疗信息安全提供保障。

 ## "区块链＋医疗保险"的案例实践

区块链中的智能合约能够基于不可篡改的可信数据实现自动理赔，在一定程度上解决信任问题，但其对可信数据的依赖较大，同时缺乏相关的数据审查和监管机制，且存储能力和交易速率有限，因此难以在医疗保险行业实现广泛深入应用。随着技术的不断进步，智能合约技术将与物联网、大数据等先进技术有更加深入的融合，从而适用于更多医疗保险领域的应用场景。

目前，基于区块链技术的医疗保险系统主要借助联盟链和私有链实现对医疗信息的管控和对理赔业务的处理，但由于患者信息的分布较为广泛，医疗保险行业还需解决跨链信息交互等问题。

下面我们来梳理一下国内外几家典型的"区块链＋医保"项目，为区块链与医保的融合发展提供借鉴。

DokChain医疗区块链项目

PokitDok 是一家成立于 2011 年的美国区块链健康科技公司，通过提供软件开发平台和各类应用程序接口产品搭建医疗应用程序，从而提高医疗健康服务的数字化水平，实现预约、支付、保险索赔、投保资格审查、电子病历调用等多种信息化功能。

2017 年 5 月，PokitDok 宣布与英特尔合作开发 DokChain 医疗区块链项目。DokChain 具有身份信息管理、验证和交易处理、医疗过程监控等基本功能，能够利用智能合约优化医疗保险的索赔处理模式，简化赔付流程，实现索赔请求实时处理，从而大幅提高赔付效率。

Change Healthcare

Change Healthcare 是一家成立于 2006 年的美国医疗 IT 公司，能够以历史数据为依据为用户提供全方位的医疗服务，例如，为用户提供医院的相关费用信息和服务质量等，实现医疗信息资源的全面共享。

2017 年，Change Healthcare 加入由区块链创业公司 Hashed Health 和医疗卫生投资公司 Martin Ventures 领导的分布式账本联盟，并基于开源区块链架构 Hyperledger Fabric 1.0 构建分布式账本，提高智能医疗保健网络在效率、透明度、可信度、可追溯性、可审计性等方面的性能，并增强其可靠性，实现全周期汇款状态实时跟踪，进一步优化企业的收入周期管理。

InsurChain

InsurChain 是一个由非营利性基金会组织 XLAB 打造的保险区块链科技平台，具有全球化、不可篡改、"去中心化"等特点。BizGuard 是 InsurChain 开发的首个保险业区块链生态应用，能够为全球的用户和投保人提供保险产品提交和购买服务。

基于区块链技术的 InsurChain 能够大幅提高投保人的身份信息验证速度，并利用智能合约自动执行预设的合同，充分确保信息的真实性，从而预防虚假信息诈骗。

公益互助筹款平台

近年来，公益互助筹款平台发展迅速，大病筹款产业异军突起。各个机构为了彰显自身的公信力，纷纷将区块链技术融入平台建设当中，致力于打造公开透明的资金捐赠平台。

第六部分
数字孪生医疗

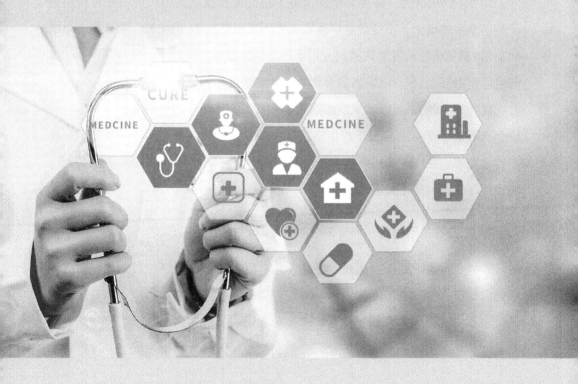

第 15 章　数字孪生：一场颠覆性的医疗革命

 数字孪生：开启元宇宙新世界

20 世纪 90 年代，耶鲁大学的大卫·格伦特教授在其出版的书中首次提到了数字孪生的概念。不过数字孪生真正投入应用是在 21 世纪初，密歇根大学的迈克尔·格里夫斯教授首次将其应用于产品的生命周期管理中，并将其称作"镜像空间模型"，后在自己发表的著作中将数字孪生称为"信息镜像模型"。

直到 2010 年，美国国家航空航天局在技术报告中正式提到"数字孪生"一词，当时数字孪生主要用于模拟飞行器的运行和维护。在这之后，数字孪生技术持续发展，并广泛应用于各个行业、领域中，例如农业、建筑业、电力行业、城市管理领域、医疗健康领域等。

数字孪生的概念与特征

数字孪生是一种新型的技术手段，与其对应的是数字孪生概念模型，这一模型包括三大部分，即现实世界中的物理实体、数字世界中物理实体对应的数字模型及虚实交互的数据和信息。在实际应用中，数字孪生基于物理实体，结合其运行的历史数据和实时数据，在数字空间中创建数字孪生模型，并推动数字模型与物理实体同步运行，以实现对物理实体全生命周期的控制和管理。

数字孪生技术的典型特征主要包括以下几方面。数字孪生的典型特征如图 15-1 所示。

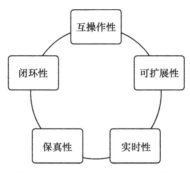

图 15-1　数字孪生的典型特征

- **互操作性**：物理实体与数字模型能够通过数据实现实时互联、虚实映射和动态交互，两者能够相互影响、共生演进。
- **可扩展性**：数字孪生技术不是拘泥于一种模型，而是可以从多个维度创建相应的模型，并且可以对模型进行集成、添加或替换，以扩展相应的模型内容。
- **实时性**：数字孪生技术是基于数据创建模型，物理实体的实时运行数据是模型运行的基础。
- **保真性**：数字孪生模型与物理实体在结构、状态、相态和时态上是高度一致的。
- **闭环性**：数字模型与物理实体之间相互映射，物理实体的运行状态能够反映给数字模型，数字模型再根据运行状态预测并输出运行结果，为物理实体的运行提供优化策略，这实质上是一个闭环。

通往元宇宙世界的关键技术

元宇宙的概念起源于 1992 年的科幻小说《雪崩》，元宇宙指的是一个虚拟现实空间，在这个空间中，人们可以利用数字化手段将自己的想法变成现实。此后，随着 Roblox 游戏的上市，元宇宙真正进入大众视野。在 Roblox 游戏中，元宇宙同样是一个虚拟现实世界，但不同的是，该游戏赋予了元宇宙8项关键特征，即身份、社交、低时延、多元化、沉浸感、随时随地、经济系统、文明，这使元宇宙与现实世界几乎无差别。不过从本质来看，元宇宙的一切运行过程都是数据和程序参数的变化。

这样看来，数字孪生与元宇宙既相互区别又不可分割，具体表现为以下3点。

- 数字孪生聚焦于物的提升和优化，例如生产效率、用户体验等。数字孪生对现实世界中的物理对象进行复刻，并模拟其运行过程，再通过数据分析为物理对象提供最优运行方案。数字孪生的最终结果是创建与现实世界一模一样的"克隆宇宙"。

- 元宇宙更注重人的享受，为人们带来无限遐想的空间。元宇宙是根据现实世界中的物理元素、真实逻辑及超现实逻辑等创建的一个虚拟现实宇宙，在元宇宙中，人们可以随心所欲、大胆想象，发挥丰富的想象力，完成现实世界无法完成的事，获得沉浸式体验。元宇宙的最终结果是基于现实世界创建一个超现实的"多元宇宙"。现阶段，元宇宙只存在于虚拟世界中，例如游戏、小说等。

- 元宇宙与数字孪生之间是深度融合的关系。数字孪生是构建元宇宙的关键技术之一，其能够为元宇宙的创建提供大量的数据模拟和超强的算力支持，再结合虚拟技术、游戏技术、社交网络技术等对现实世界进行复制和模拟，从而构建一个基于现实但又超越现实的虚幻空间。在一定程度上，元宇宙的完整性与流畅程度取决于数字孪生技术的成熟程度，这也更加说明元宇宙与数字孪生的不可分割性。此外，无论是数字孪生还是元宇宙，体现的都是信息化发展的程度，也是信息化发展的必然结果。

未来，随着数字孪生技术的持续进步，数字孪生在医疗健康领域应用的技术性问题、伦理性问题和医疗问题将会被逐步解决，并且基于其与元宇宙之间深度融合的关系，数字孪生将加速推动元宇宙落地，届时，医疗健康也将成为未来元宇宙的一个重要组成部分，并在各项智能技术的推动下朝着更加智能、高效的方向发展。

"数字孪生 + 医疗" 的应用框架

数字孪生技术在医疗健康系统的应用，能够根据患者医疗健康档案中的全部信息及个人身体的全部特征，在数字世界中创建患者的"医疗数字孪生体"，并让患者佩戴移动智能检测设备，以实时感知和采集患者的身体指标信息，与"医疗数字孪生体"实现虚实映射与动态交互，通过模拟仿真等手段对患者的健康状况变化进行精准预测和诊疗。

对智慧医疗而言，利用数字孪生技术赋能能够根据整个医院系统创建数字孪生医院，并结合移动监测、远程会诊、医疗信息云存储等手段，提升医疗水平与效率，同时还能促进先进医疗资源的优化配置，从而全面提升我国整体的医疗水平。"数字孪生 + 医疗"的应用框架如图 15-2 所示。

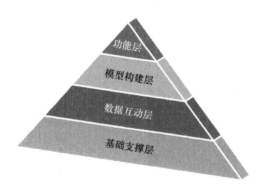

图 15-2 "数字孪生 + 医疗" 的应用框架

基础支撑层

基础支撑层主要由各类医疗设备和医院信息系统组成，能够为上层应用提供数据和设备支撑。医疗设备种类多样，既包括核磁共振设备、CT、推车式 B

型超声波诊断仪、高压氧舱等大型医疗设备，也包括心率监测仪、血糖监测仪、血压计等小型可穿戴医疗设备。医院信息系统是指对各类医疗设备感知和采集的海量医疗信息进行整合形成的医疗信息库。

数据互动层

数据互动层的主要功能是对医疗数据进行收集、筛选、加工、整合，以支持模型构建层的数据应用。医疗数据包括患者的历史病历记录、移动设备的实时监测数据及诊断数据等。这一层主要应用智能传感器、射频识别设备等进行数据采集，再通过 5G 网络将数据传输至云平台，在云平台进行数据整合、加工、处理，对来源不同、标准不同、格式不同的数据进行统一化、虚拟化处理，并将其传输至模型构建层。

模型构建层

模型构建层的主要功能是利用数据互动层的统一数据，结合现实世界中的物理实体在数字世界中创建孪生模型，例如患者诊疗模型、医疗资源模型等。孪生模型通过与现实对象进行实时交互，反映和预测现实对象的运行情况，并实现闭环优化。在智慧医疗领域，模型层能够实现对医疗设备和系统、医疗手段和流程等的优化和升级，从而提升医疗水平。

功能层

功能层也就是应用层，是与各类终端直接相连的层级，包括智能手机、计算机终端、医疗设备和系统等。基于数字孪生的智慧医疗在实际应用中能够很好地满足人们对现代化医疗的需求。

- 在智能手机端，研发智慧医疗 App 或创建微信公众号，患者可以通过 App 或微信公众号进行预约挂号、预约诊疗、医疗缴费、远程问诊等，既能提升医院的医疗效率与管理效率，又能为患者提供良好的医疗服务体验。

- 在可穿戴医疗设备方面，实时感知患者的身体指标数据，将其与正常数据进行智能比对，对身体异常指标进行及时预警并提供就医方案。

- 在大型医疗设备方面，全面收集和分析患者的身体数据，并结合其就医史、用药史等提供最佳治疗方案，医疗机构还可以根据患者信息制定并发送专属健康建议等。

此外，由于医院业务繁多，基于数字孪生的智慧医疗系统应当具备多个系统模块，同时，为了保证智慧医疗系统高效运转，这些系统模块应当具备统一的标准，以保证医疗信息能够实现跨模块流通、跨系统共享、跨平台应用，从而真正实现智慧医疗落地。

基于数字孪生的智慧医疗实践

随着社会生活节奏日益加快，现代人的身体健康问题越来越多，人口老龄化现象也在不断加剧，这对现代医疗提出了更高的要求。而目前，我国现有的执业医护人员数量相对不足，医疗资源分配相对不均衡，城乡医疗水平存在一定差距，因此，亟须制定更高效的医疗解决方案，以满足当前的医疗需求。

数字孪生技术的出现，为医疗健康领域的发展带来了新的机遇。数字孪生技术发挥作用的过程较为复杂，涉及的关键技术也较为广泛，包括智能感知、数据采集与分析、多维度融合建模、VR 呈现、仿真模拟等，通过对现实世界中的物理实体进行全方位感知，收集其运行数据，再基于这些数据在数字世界中创建虚拟模型，并对模型进行分析、操作、优化，通过数据和技术实现物理实体与数字模型的动态交互和闭环优化。

患者状况实时获取

利用数字孪生技术创建患者人体的数字孪生模型，并借助先进信息技术与智能化设备实现患者身体与数字模型的动态交互。数字孪生技术应用于人体时，能够实时、动态地反映人的身体健康状况，这不仅能为医疗健康领域的发展带来新的启发，还能为其带来创新性的解决方案，并将推动这一领域获得突破式进展。

- 数字孪生模型能够实时反映患者身体内部的各项指标，使医护人员能够实时掌握患者的健康状况，同时能够为医护人员提供高效的治疗方案和治疗流程，从而提升医疗水准和医疗效率，降低医疗成本，减轻医院各个诊室的压力，为患者提供高质量的医疗服务。
- 数字孪生模型能够精准预测个体未来可能出现的疾病或突发状况，例如呼吸衰竭或心搏骤停等紧急情况，并提供相应的预防或治疗方案，切实保障患者的身体健康。

安全环境提供

数字孪生技术应用于医疗行业，基于动态交互、共生演进、闭环优化的特征，能够精准预测物理对象的运行情况，从而为各种医疗作业、诊断活动等提供一个绝对安全的环境。例如，医生在进行手术之前，数字孪生模型能够依托数据、技术等进行演变，预测手术成功的概率，同时帮助医生优化手术方案，保证手术的安全进行，减少医疗事故的发生。此外，数字孪生模型还能对患者的慢性疾病进行精准管理等。

全方位的创新服务平台搭建

数字孪生技术应用于医疗行业，为改变医疗行业的发展现状带来了新的突破口。医院可以利用数字孪生技术搭建全方位的创新服务平台，包括医疗设备数字孪生、医疗辅助设备数字孪生等。其中，医疗设备包括监护仪、治疗仪、手术床等，医疗辅助设备包括心脏支架、体外骨骼等。未来，基于数字孪生的全方位创新服务平台也将作为系统化的载体支撑医疗健康管理和服务的发展。

数字孪生医疗系统如图 15-3 所示。

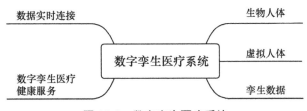

图 15-3　数字孪生医疗系统

（1）生物人体

数字孪生医疗系统借助各种医疗检测设备和可穿戴智能设备，对生物人体的动态与静态数据进行全方位、多维度收集。

（2）虚拟人体

数字孪生医疗系统依托数字孪生技术，根据生物人体的全部数据创建多维度的虚拟人体模型，包括几何维度、物理维度、生理维度、生化维度等。几何维度体现人体外形和内脏的尺寸与形状；物理维度展示人的骨骼、肌肉、神经、血管等的空间分布特征；生理维度注重心率、呼吸、血压、血糖等多维生理数据和特征；生化维度体现多维时空尺度的人体生化指标，是最为复杂的一个维度。

（3）孪生数据

孪生数据包括生物人体数据、历史数据、医疗记录等，医疗系统可以通过对多维数据进行融合分析，明确诊断结果，制定相应的治疗方案。其中，生物人体数据既包括借助 CT 等医疗检测设备采集到的物理和生理数据，也包括通过化验得到的血常规等生化数据，还包括虚拟药物试验、健康预测等虚拟仿真数据。

（4）数字孪生医疗健康服务

数字孪生医疗系统能够基于人体数字孪生为患者和医生提供先进的医疗服务，例如，为医生提供药物研发、医疗培训、虚拟手术训练、手术辅助等服务，为患者提供专家远程会诊、身体状况实时监控等服务。

（5）数据实时连接

数字孪生医疗系统借助新一代信息技术和现代化互联网络，保证物理对象与数字模型之间数据的实时连接，实现高质量的医疗管理和服务。

数字孪生在医疗健康领域的发展趋势

数字孪生最早用于产品生命周期管理领域，随着现代信息通信技术的发展和进步，数字孪生的应用领域逐渐得到拓展。在医疗健康领域，数字孪生作为核心技术之一，一方面正不断开拓人类健康状况诊断和治疗的新模式和新路径，另一方面也注重对医院系统、诊疗流程等的优化和升级。

个性化医疗

个性化医疗也叫精准医疗，是基于数字孪生技术的一种定制型医疗模式，其能够根据人体基因组数据与内环境信息（例如蛋白质组信息、代谢组信息等）创建数字人体模型，制定最优的个性化治疗方案，在最大限度地避免副作用的基础上实现最佳的治疗效果。

传统医疗服务通常具有一定的滞后性和被动性，只能在病症表现出来时才会进行治疗，同时治疗可参考的信息比较有限，例如过往病史、家族病史、年龄、性别等。医生基于这些信息，再结合临床症状和过往经验诊断病情，并确定大致的治疗方案。这种方法准确性欠佳，存在一定的缺陷。

基于数字孪生的个性化医疗能够有效弥补传统医疗模式的缺陷。在实际应用中，其首先借助先进智能设备捕捉患者的各项身体指标数据（例如心率、呼吸频率、血糖值、血压值等），再结合大数据技术整合患者的历史病历数据，然后将两大类数据进行融合分析，通过创建患者的数字人体模型来制定最佳治疗方案，这不仅能为患者提供舒适精准的医疗服务，还能降低因医护人员缺乏经验而引发医疗事故的风险。此外，得益于数字孪生技术具有预测性的优势，个性化医疗模式能够对疾病进行预测，提示个体采取一定的措施预防疾病。

战略规划

数字孪生技术应用于医院的战略规划方面，主要是针对医院系统、医疗流程或运营战略创建数字孪生模型，这种应用场景与工业生产中数字孪生的应用类似，通过对医院系统、医疗设备和医疗流程进行数字化升级，提升医疗领域的数字化水平。

现阶段，一些国家已经在数字医疗方面做了大规模研究和实践，并在一些领域取得了良好的成绩。在我国，医疗领域也加强了新一代信息技术的应用，一些大型医院和卫生管理机构已经开始利用数字技术探索就诊体验优化与医疗信息共享，尽管离全面实现医疗数字化还有很长的距离，但我国数字技术的应用已不断成熟，实现数字技术与医疗健康领域的完美融合将指日可待。届时，人们将能够享受到更加便捷智能的医疗服务，医疗效率也将实现跨越式提升。

第16章 "数字孪生＋医疗"的应用与实践

 数字孪生在医学研究领域的应用

数字孪生技术在医疗健康领域的研究方向主要有两个，一是医院生命周期的优化，二是个体的身体健康状况检查和诊断。在医院生命周期优化方面，主要是针对医疗设备创建数字孪生模型，以实现设备性能的优化及设备的预测性维护。在个体的身体健康状况检查和诊断方面，主要是针对患者的器官或肢体创建虚拟模型，以持续、详细地检查和预测患者的身体健康状况，同时结合患者的过往病史、生活习惯、所处环境等数据给予最佳预防或治疗方案。

值得注意的是，在个体的身体健康状况诊断和预测的应用场景中，数字孪生技术能够根据生物个体在数字世界中创建虚拟模型，并通过多维生物数据实现虚实连接。医护人员通过在数字空间中对虚拟个体进行诊断、手术、治疗等一系列医疗操作，并根据虚拟个体表现出来的"治疗效果"，筛选和优化治疗方案。

此外，医护人员也可以根据虚拟个体的健康状况变化对生物个体的患病情况进行预测，制定可行的预防措施并应用于虚拟个体中，同时根据虚拟个体的身体变化优化疾病预防措施。当然，这也是医疗健康领域数字孪生应用的目标和任务。

目前，一些先进的生物医疗公司已针对数字孪生技术在生物个体健康研究方面展开了探索，在数字孪生心脏研究、数字孪生动脉树研究等方面已取得了较为可观的成果。

数字孪生心脏研究

数字孪生心脏研究主要是通过创建心血管系统模型来支持医学研究、临床试验及其他科研和商业活动。目前，这一研究已经得到了包括软件供应商、制药公司、临床医生等在内的利益相关者的支持，并且很多企业已经开始了相关探索，例如英特尔、惠普等。

数字孪生心脏研究为研究人员评估药物带来了新的思路和途径，例如，研究人员曾基于数字孪生心脏，针对奎尼丁在不同情况下引起心律不齐的可能性展开了探究和评估。他们将奎尼丁分别用于健康心脏模型和病理性心脏模型，并进行了多次模拟，模拟结果与预测结果高度一致。事实证明，数字孪生心脏研究具有很强的可行性，并且在未来可能被广泛应用于新药物研制领域。

数字孪生动脉树研究

数字孪生动脉树研究能够用于动脉瘤的检测、诊断和治疗。颅内动脉瘤会引起血栓和中风，严重时会致人死亡，必须通过手术来治疗。而传统的动脉瘤手术风险非常大，改进之后可以使用微型植入物来疏通血流，并且微创伤口容易自行愈合。但是，这种方法非常复杂，并且通常植入物的尺寸统一，但肿瘤的大小和类型却千差万别，患者的健康状况也存在差异，因此，通过微型植入物来进行手术仍存在一定的风险。

数字孪生动脉树研究为解决上述问题提供了新方法。法国 Sim&Cure 公司针对颅内动脉瘤治疗展开了数字孪生动脉树的探索，其为临床医生和医学专家提供了先进的技术、设备和手段。例如，临床医生可以基于旋转血管造影扫描结果创建动脉树孪生模型，神经健康专家再根据模型定制尺寸合适的植入物，并将其植入动脉树模型中，通过观察植入物对动脉树模型的作用效果来预测手术结果，选取最佳手术方案，根据实际情况实时调整和优化。这种方法大大降低了手术风险和后续干预的风险，未来的发展前景极为广阔。

缺乏完整人体的数字孪生研究

由于人体内部的运行机理极为复杂且不可直接观察，医学专家无法直接获取人体健康状况数据，只能通过医学检查来提取，因此，尽管理论层面创建完整人体的数字孪生模型是可行的，但无法实现数据的实时连接。现阶段，数字孪生在生物个体健康领域的应用还停留在某一器官或某一组织的小规模研究上，完整人体的数字孪生研究有待开发。

针对这一问题，先进的医学企业已经纷纷开始研发相关的智能设备，以实现人体健康状况数据的实时跟踪，从而保证生物个体与孪生模型的数据无缝连接，为完整人体的数字孪生研究夯实基础。

基于数字孪生的新型智慧医院

大数据、云计算、物联网、人工智能、移动互联网等新兴技术的发展和应用推动了各个传统产业的创新发展，为各行各业的快速发展提供了强有力的技术支撑。其中，数字孪生技术在医疗领域的应用既革新了医疗行业的基础架构，又促进了医院服务供需形态的创新升级。

医务工作者可借助数字孪生、人工智能、大数据等技术对医院运行数据进行实时收集和融合分析，为医院打造具有感知、学习和应变能力的"AI大脑"，从而实现实体医院运行情况的模拟和预测。数字孪生技术应用于医院中，能够大幅提升医疗水平和效率。一方面，医务人员能够根据医院系统中的实时数据掌握各个科室的接诊情况，从而优化医疗资源配置和医疗服务流程，为患者提供更好的医疗服务体验；另一方面，数字孪生医院能够精准预测可能会发生的紧急情况，提醒医护人员做好准备并为其提供最佳应对措施，进一步提升患者的医疗服务体验。数字孪生能够为实体医院实现智能运营和高效管理提供有效的解决方案。

例如，在手术室的应用场景中，数字孪生医院为医院管理者带来了新型管理手段，管理者可以精准掌握手术的病理信息、手术药物和器械的消耗情况等，并结合手术实际进展情况和患者的病情来合理配置手术资源，提升手术质量和效率，同时实现高效的、精细化的医疗物资管理。

对医院来说，其可以利用数字孪生技术打造数字孪生体，并促进数据流通，实现高质量的数据消费，利用数据资产为业务应用场景赋能，提高医院数据和场景的可视化程度，进而提高医院管理的智能化水平。基于数字孪生的新型智慧医院如图 16-1 所示。

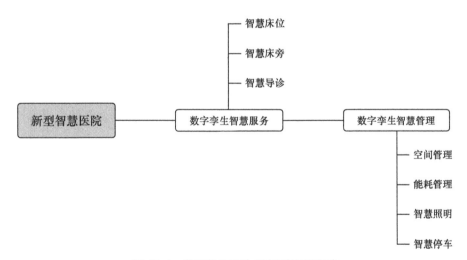

图 16-1 基于数字孪生的新型智慧医院

数字孪生智慧服务

基于数字孪生的智慧医院可充分利用三维可视化技术构建门诊住院大楼三

维模型，并整合三维虚拟场景和各个医院诊疗业务系统中的数据，促进医院信息管理功能实现多样化。

（1）智慧床位

数字孪生技术在医院床位中的应用能够实现床位信息的可视化。在床位的使用情况方面，数字孪生技术的应用能够分别用不同颜色（例如蓝色和白色）来表示床位是否正在被使用；在床位的患者护理信息方面，数字孪生技术的应用能够让不同的亮度表示各个病床上患者的看护等级，并记录各个患者的就诊和护理信息。

（2）智慧床旁

数字孪生技术在医疗领域的应用能够实现对患者身体状况的实时远程监测。医院只需要让住院患者佩戴智能手环，就能精准掌握患者当前的位置信息及身体状况信息。医生可以实时查看患者的情况，患者也可以在发生紧急情况时随时随地呼叫医护人员。

（3）智慧导诊

数字孪生技术能够根据医院的科室布局等信息构建三维虚拟场景模型，可视化展示各个楼层的科室位置及各个房间的功能信息，让人们能够对各个就诊房间的患者、排队人数、坐诊医生等信息一目了然，从而充分掌握各项诊疗业务的具体信息。

数字孪生智慧管理

医院可以利用数字孪生技术并基于自身的环境、建筑和道路等进行三维建模，利用该模型对各项医疗业务进行管理。

（1）空间管理

在空间管理方面，医院可以利用三维可视化技术对药房、门诊楼、住院楼及重点治疗护理单元空间进行数字化、智能化管理，从而提高各个医疗空间的使用率。与此同时，医院也可以借助数字孪生技术整合多个医疗信息管理系统中的数据，并使用置顶信息牌来展示门诊楼、住院楼等各个空间的具体信息和使用情况，例如空间的面积、容纳人数、就诊人数、候诊人数、占用状况等。

（2）能耗管理

在能源管理方面，医院可以借助三维空间管理和大数据技术来收集、分析和管理园区、楼宇、楼层、房间、功能区、行政区等各个空间在各个时间段内的电力、热力、水力及天气状况等数据，并利用数字孪生技术对各个空间中的能源开关进行自动调整或远程调控，从而实现智慧化的能源管理，有效节约能源。

（3）智慧照明

在照明控制方面，医院既可以利用三维空间来对灯光的实际照明情况进行模拟，并将灯具总数、运行灯具数、照明回路数和告警回路数等数据直接展示在数据面板上，也可以将三维空间与灯控平台相连接，实现对灯光亮度和开关模式的自由控制，还能通过对天气等方面的数据进行全面分析，来控制各个公共空间的开关，根据实际需要调整开关和空调等设备的开启数量，从而减少能源消耗。

（4）智慧停车

在车位管理方面，医院可以利用数字孪生技术对车位进行可视化管理，具体来说，就是在车位和车之间建立联系，并使用不同的颜色来表示车位的使用状况，让用户和停车场管理人员能够清楚地看到各个车位的具体信息、使用情况等，从而精准掌握车位分布信息，快速找到相应的车位。此外，医院还可以将数字孪生系统与视频监控系统相结合，进一步提高车位管理的可视化程度，以便管理人员及时处理一些突发性的紧急事件。

 当智慧防疫遇上数字孪生可视化

数字治理是社会治理的重要手段，在全面赋能城市数字化转型的过程中起到了十分关键的作用，尤其是在疫情防控方面，数字治理能够综合运用多种数字化手段增强整个城市在应急管理、运行治理、跨部门协作等方面的能力，并提高疫苗接种、病毒溯源、物资保供、动态封控、城市运行等防疫环节的精准度、科学性和智慧性，进而为整座城市构筑起抗疫"智慧防线"。

数字孪生技术在疫情防控管理中的应用有助于推动防疫走向智慧化。以北京智汇云舟科技有限公司研发的"视频孪生（实时实景数字孪生）"应用方案为例，该应用融合了物联网、人工智能、视频监控、建筑信息模型等多种先进技术，能够充分运用视频资源，在城市管理、交通出行、安全生产、环境保护等领域发挥重要作用，且拥有智慧城市、智慧园区、轨道交通、应急指挥、工业制造、司法监管、数字乡村、军工、电力、水利、医院、学校等诸多应用场景，能够大幅提高各行各业进行产业协作的数字化水平，进而推动城市管理的数字化升级。

北京智汇云舟科技有限公司研发的视频孪生系统是一种融合了数字孪生、视频监控、三维地理信息等多种技术的创新型应用，在疫情防控管理领域，该应用能通过打造视频孪生疫情防控"一张图"来实现数据、场景、趋势的三维可视化表达，进而提高疫情防控管理的效率、精准度和可控性，使管理人员能够充分掌握防疫管理情况，有效预防和控制疫情的传播。

此外，视频孪生系统还具备十分强大的视频承载与实时渲染能力，能实现三维视频融合、人工智能识别等功能，从而利用视频资源构建三维场景，使管理者能够及时发现管理区域中出现的人员聚集、未戴口罩、体温异常等问题，并辅助管理者对这些问题进行精准高效的管理，进而阻断疫情传播。

在社区疫情防控管理方面，各个社区内人员密集、业务数据繁多，因此需要充分发挥视频孪生系统的作用，打造数字化、智能化的三维空间，并充分利用轨迹回溯、人脸识别、系统控制等功能和各种先进技术，赋能社区人员管控、车辆管理、安全防护、后勤保障、应急指挥等社区管理场景。

视频孪生系统融合了数字孪生和视频监控等先进技术，能够利用实景可视化技术搭建可视化的三维场景，并利用空间围栏等技术将管辖区域分成多个网格，交由不同的管理人员进行管理，进而实现社区网格化管理，提高社区管理的精准性和科学性。

第七部分

医疗机器人

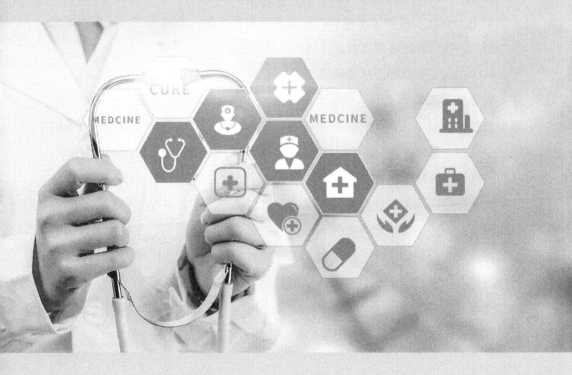

第17章　医疗机器人：开启人机共融新时代

 医疗机器人的应用类型与关键技术

近年来，人工智能技术飞速发展，在各行各业中的应用不断深入，逐渐成为推动各个领域加快科技革命和产业变革的重要力量。总而言之，人工智能是各个行业、各个领域实现智能化升级的关键技术。

其中，人工智能在医疗领域的应用主要表现在对智能医疗机器人的应用上。智能医疗机器人是基于人工智能、大数据、人机交互等技术研发出来的智能型服务机器人，具有人机协作、深度学习、自主操控等诸多智慧化功能，可以辅助医生执行一系列操作，例如医疗物资运输、患者运送、辅助教学、辅助手术等，从而大幅提高医疗工作效率和医疗服务质量，促进医疗信息化、智慧化发展。

随着社会经济的进步和人们生活水平的提高，人们的医疗健康意识越来越强，对医疗服务的要求也不断提高。因此，医疗行业需要不断提高技术水平和服务质量，利用数字医疗、新型材料、智能算法、穿戴式医疗等先进技术和智慧化应用革新医疗模式，为患者提供更加优质的医疗服务。智能医疗机器人是新兴技术与医疗行业融合发展的产物，能够有效提高医疗行业的智能化水平，因此，未来智能医疗机器人有望被广泛应用于各项医疗活动中。

医疗机器人的应用分类

从不同角度来看，医疗机器人的应用分类有所不同。医疗机器人的应用分类如图 17-1 所示。

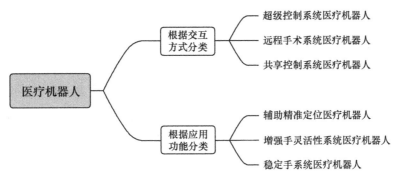

图 17-1 医疗机器人的应用分类

（1）依据交互方式分类

按照交互方式不同，医疗机器人主要分为以下 3 类。

- **超级控制系统医疗机器人**：具备超级控制系统的医疗机器人能够按照医生在其处于离线状态时设置的手术方案完成手术，其实施手术的整个过程是独立且受医生监控的。
- **远程手术系统医疗机器人**：具备远程手术系统的医疗机器人能够根据医生的指挥完成手术，其实施手术的整个过程处于医生的控制之下。
- **共享控制系统医疗机器人**：具备共享控制系统的医疗机器人能够实现人机协同，与外科医生共同完成手术，一般来说，这类机器人能够实现更加精准、安全、稳定的手术操作，呈现出仅依靠人力或机器无法实现的医疗效果。

（2）依据应用功能分类

按照应用功能不同，医疗机器人主要分为以下 3 类。

- **辅助精准定位医疗机器人**：具有辅助精准定位功能的医疗机器人能够借助 CT 图像和核磁共振图像等对病变体进行精准定位，提高手术的成功率。
- **增强手灵活性系统医疗机器人**：具备增强手灵活性系统的医疗机器人能够借助动作放大、缩小装置提高手臂的灵活性。
- **稳定手系统医疗机器人**：具备稳定手系统的医疗机器人能够在进行显微手术时利用控制器和过滤震颤装置大幅减轻机械手臂的震颤力度，进一步提高器械手臂的稳定性，同时还可以通过压力表对压力进行实时监测，从而确保手术的精准性。

医疗机器人的关键技术

医疗机器人技术是应用于医院、诊所等医疗机构中，服务于人类健康的新兴技术，它融合了医学、材料学、机器人、人工智能、生物力学、计算机图形学等多个领域的知识，是未来世界各国机器人产业领域的重要研究内容。现阶段，医疗机器人主要应用了以下几项技术。医疗机器人的关键技术如图 17-2 所示。

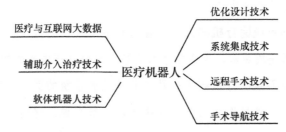

图 17-2　医疗机器人的关键技术

（1）优化设计技术

医疗机器人不仅运用了机构、控制、材料、传感、遥控操作、人机交互等传统机器人领域的各项基础理论和关键技术，还在传统机器人的基础上进一步优化设计，拥有比传统机器人更加精巧、新颖和轻量化的机构构型。

（2）系统集成技术

医疗机器人是针对具体的手术流程需求集成众多应用系统的医疗设备，能够在确保医疗安全的同时充分满足医生和患者的实际需求，实现"医生、机器人、患者"三方共融，确保能够广泛落地应用。

（3）远程手术技术

现阶段，各个医院正在使用的手术机器人通常是主从操作式机器人，未来，医院将会建成远程医疗服务平台，为患者提供更加便捷的医疗服务。因此，在手术方面，医疗机器人也需要通过融合遥控操作和远程手术技术来提高远程手术水平。

（4）手术导航技术

医疗机器人能够借助 3D 手术规划、三维可视化、高精度 3D 跟踪定位等应用和各种医学影像处理技术，满足手术对实时精准导航的需求。

（5）软体机器人技术

医疗机器人中应用的软体机器人技术有着丰富的应用场景和广阔的应用前景，其中输尿管镜机器人被广泛应用于泌尿外科中，在对泌尿系统疾病的治疗中发挥了十分重要的作用。

（6）辅助介入治疗技术

医疗机器人中应用的辅助介入治疗技术是一种以 CT、核磁共振成像、超声、X 射线等医学影像为参考，借助特制的导管、导丝等精密器械诊断或治疗人体内部疾病的医疗手段，可帮助医护人员解决许多疑难杂症。

（7）医疗与互联网大数据

医疗机器人中运用了许多先进的医疗技术和数字信息技术，能够实现数字医疗、远程医疗、移动医疗和穿戴式医疗等数字化、智能化的医疗功能。

医疗机器人产业链图谱

近几年，医疗机器人凭借其超高的价值引起了机器人行业、医疗行业及投资行业的广泛关注。在资本的助力下，机器人研发机构在医疗机器人领域投入了大量资源，研发出了多种类型的医疗机器人，具体可以分为手术机器人、康复机器人、辅助机器人、服务机器人4种类型。医疗机器人的分类及其用途见表17-1。

表17-1　医疗机器人的分类及其用途

类型	用途	细分产品
手术机器人	由外科医生控制，可用于手术影像导引和微创手术末端执行	外科手术机器人、腹腔镜机器人、血管介入机器人、骨科机器人等
康复机器人	辅助人体完成肢体动作，可用于损伤后康复	护理机器人、外骨骼机器人、悬挂式康复机器人等
辅助机器人	在医疗过程中发挥辅助作用	远程医疗机器人、诊断机器人、配药机器人等
服务机器人	提供非治疗性辅助服务，减轻医护人员的重复性劳动	移送患者机器人、消毒杀菌机器人、医用物流机器人等

医疗机器人产业链可以分为上游、中游、下游三大部分，医疗机器人产业链如图17-3所示。上游主要是机器人零部件，包括伺服电机、传感器、控制器、减速器、系统集成等；中游主要是机器人制造企业，负责医疗机器人的生产与制造；下游主要是医疗机器人的各种应用领域，包括手术、康复、护理、移送患者、运送药品等。

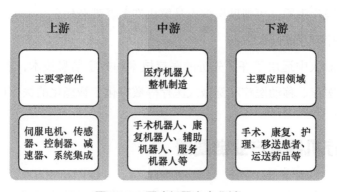

图 17-3　医疗机器人产业链

产业链上游

医疗机器人产业链上游的核心零部件主要包括伺服电机、传感器、控制器、减速器、系统集成，其中，减速器、伺服电机和控制器居于核心地位，三者的成本在机器人总成本中的占比约为 70%。

产业链中游

康复机器人和辅助机器人占据了我国医疗机器人市场 30% 的份额。

我国的服务机器人市场起步比较晚，对精准定位能力及与 AI 技术结合的能力要求比较高，主要应用场景是医院、养老院和家庭，市场空间比较广阔，但目前在该领域布局的企业比较少。

从整体看，目前在医疗机器人领域，大部分产品尚处于研发阶段，距离大规模推广应用还有一段距离。在该领域布局的众多企业中，天智航、安翰医疗、柏惠维康、大艾机器人等企业通过了国家药品监督管理局的审批，获得了上市销售的资格。

产业链下游

在产业链下游，随着人工智能、认知计算、计算机视觉、语音交互等技术不断成熟，医疗机器人的应用场景将得到大幅拓展，将涵盖外科手术、医院服务、助残、家庭看护和康复等应用场景。

 国内外医疗机器人的产业布局

近年来，全球医疗机器人的市场规模快速增长，在各种类型的医疗机器人中，手术机器人占据的市场规模最大，康复机器人的市场增长速度最快，外骨骼机器人的增长潜力最大，有望在不久的将来实现爆发式增长。此外，训练机器人与仿生假肢机器人也实现了快速增长。

近几年，我国一些三甲医院开始引入外科手术机器人，但目前我国医疗机构对医疗机器人的应用仍处在初级阶段，医疗机器人的技术水平和医护人员对医疗机器人的操作能力有待提升。当然，医疗机构大规模使用医疗机器人将成为一大趋势，届时，我国医疗市场上将出现一大批医疗机器人，呈现出明显的产业集聚效应，5G、人工智能等新技术也将与医疗机器人实现快速融合。

国外医疗机器人的产业布局

现阶段，在医疗机器人市场，美国企业占据领先地位，其次是德国企业和日本企业。例如，美国直觉外科公司研发出的手术机器人"达·芬奇"位居行业前列，德国企业和以色列企业在配药机器人和外骨骼机器人领域优势明显。

国内医疗机器人的产业布局

为了给医疗机器人行业的发展创造一个良好的政策环境，推动医疗机器人行业快速发展，我国各个部门陆续出台了一系列政策。

我国对医疗机器人的需求源于两个方面，一方面是家庭护理，另一方面是医疗辅助。

- 在家庭护理方面，我国人口老龄化程度正持续加快，根据国家统计局数据，2021 年 60 岁及以上人口为 26736 万人，占全国总人口的 18.9%，其中 65 岁及以上人口为 20056 万人，占全国总人口的 14.2%。而目前我国居民养老仍然以家庭养老为主，快速增长的老年人口数量加大了家庭养老的压力，这也对医疗机器人提出了巨大的需求。
- 在医疗辅助方面，2021 年我国医疗机器人市场规模达 79.6 亿元，同比增长 34%。

目前，国内布局医疗机器人的企业有很多，但大多数企业处在初级发展阶段。在各种类型的医疗机器人中，国内企业对手术机器人的探索比较早，代表企业有天智航，其次是对康复机器人的探索，代表企业有楚天科技、金明精机。

国内在辅助机器人与服务机器人领域的布局者大多是新创建的企业，产业尚处于培育期，还没有出现具有代表性的企业。

 # 我国医疗机器人未来的发展趋势

随着以人工智能为代表的新兴技术不断发展，以及市场需求的持续增加，医疗机器人的市场发展空间变得越来越广阔。为了推动医疗机器人产业快速发展，国家发布的《机器人产业发展规划（2016—2020年）》《促进新一代人工智能产业发展三年行动计划（2018—2020年）》等政策文件对医疗机器人产业的发展做了规划与部署。未来，医疗机器人的相关费用也有望纳入医保，为医疗机器人的广泛应用创造一个更好的市场环境。

未来，我国医疗机器人将呈现出以下发展趋势。

具备更加精准的推理与感知能力

医疗机器人强调通过触觉与视觉实现人机交互，通过实时反馈增强现实感与真实感，借助高分辨率的传感器实现更加精准的感知，借助交互多模型、三维传感及其他技术手段提高分辨率，结合AR技术对物体与环境做出精准识别，让机器人按照指令做出相应的行为。

总而言之，在各种新兴技术及应用的支持下，医疗机器人的认知能力与学习能力将得到大幅提升，可以实现更精准的推理与感知。

新型机器人异军突起

相较于多孔腔镜手术机器人，单孔腔镜手术机器人的创口更小、费用更低。目前，日本、韩国等国家已经完成了对单孔腔镜手术机器人的研究立项，我国也在单孔腔镜手术机器人领域持续发力，希望借助这个新领域实现弯道超车。目前，上海交通大学在单孔腔镜手术机器人领域取得了重大突破，相关技术领先全球。

在医用微型机器人领域，胶囊机器人是典型代表。在先进技术的支持下，纳米靶向机器人可以通过磁场控制和血管注入将药物靶向输送到病灶区域。目前，在该领域，哈尔滨工业大学和天津大学已经取得了不错的研究成果，相关产品有望在尿路和眼球等组织中率先应用，并为癌症治疗提供新方案。

此外，柔性机器人凭借操作方便、灵活等特点可以在人体的一些狭小空间内发挥作用，是医疗机器人未来的一大发展趋势。

将医生需求与产业研发相融合

作为医疗机器人的直接使用者，医生应该与医疗机器人研发人员沟通交流，向其阐述自己对医疗机器人的功能需求、安全要求，向其讲解手术过程及手术方式，让研发人员有针对性地进行设计，保证医疗机器人的实用性。研发人员设计好方案后，要与医生一起对设计方案进行论证，根据医生的需求与建议对设计方案进行修改、完善。在这个过程中，医生要主动参与技术测试，提出修改意见。

产品监管将不断优化

作为一种医疗设备，医疗机器人与其他医疗设备一样面临着非常严格的医疗产品准入规则。这种严格主要体现在两个方面：一方面，认证时间比较长，例如，一款手术介入治疗机器人在进入市场前需要经过 2～3 年的临床试验；另一方面，各个国家和地区有自己独立的认证体系，例如，美国有美国食品药品监督管理局，欧洲有 CE，我国有国家食品药品监督管理总局等，这给医疗机器人产业化增加了困难。

为了推动机器人产品尽快落地应用，一些国家和地区对部分医疗机器人产品设置了认证绿色通道，可以缩短认证时间，但这些医疗机器人产品必须满足两个要求，一是创新性强，二是安全度高。未来，为了在保证医疗机器人安全的情况下促使其尽快实现产业化、市场化，世界各国将不断改革医疗机器人的市场监管机制，提高医疗机器人的产业转化效率。

第18章 医疗机器人的主流应用与代表企业

 手术机器人的应用与代表企业

手术机器人是一种创新型的、智能化的、精细化的手术设备，能够代替人工完成多项精细的手术操作，例如血管手术、神经密集区域的手术等。手术机器人在操作过程中可以精准定位病变位置，并通过微创的形式开展手术，这样不仅可以让患者在术后容易康复，而且可以大大降低患者手术感染的风险，从而大幅提升医生的手术水准和患者的手术体验，满足患者的医疗服务需求。各类新型技术的应用，为手术机器人开辟了更多的应用场景，特别是远程操控技术与手术机器人结合能够完成远程手术，从而实现优质医疗资源共享。

手术机器人作为一种智能化的医疗设备，具备超强的技术和超高的精度，这也使其拥有极高的技术壁垒。手术机器人在临床领域的应用最为广泛，因此，越来越多的科技公司开始在手术机器人领域大量投资，并不断推动技术产业化。

现阶段，我国已经有很多企业在手术机器人领域注册医疗器械许可证，其中，比较有代表性的公司有北京柏惠维康科技有限公司、北京天智航医疗科技股份有限公司、妙手机器人科技集团公司、重庆金山科技有限公司等。

北京柏惠维康科技有限公司

北京柏惠维康科技有限公司成立于 2010 年，是一家医疗高科技公司，主营业务包括医疗机器人的研发、生产、销售和运营活动，现阶段的主要产品为神经外科机器人。

目前，该公司已在医疗机器人领域获得了 8 项发明专利，并与国内许多知名医院展开了合作。

该公司研发的神经外科机器人操作平台主要包括智能机械臂、标志点、光学跟踪定位装置、多功能操作平台、手术规划软件。现阶段，该机器人已投入应用。借助该机器人，医生能够高效地完成无框架立体定向手术，手术用时显著缩短，平均时长仅需 30 分钟，并且该机器人能够精准定位病变位置，精度可达 1 毫米，同时创口也显著缩小，患者创口通常不超过 2 毫米。

诸如此类的神经外科机器人的应用能够实现高效、精准的微创手术，不仅显著提升了手术成功率，大幅降低了手术风险，而且提升了患者的手术体验。

北京天智航医疗科技股份有限公司

北京天智航医疗科技股份有限公司主要从事骨科医疗机器人的研发、生产和销售活动，是国内医疗机器人领域的先锋企业。该公司一直专注于技术创新，现阶段已经获得了 100 余项专利。

通过与北京积水潭医院、北京航空航天大学等开展合作，北京天智航医疗科技股份有限公司已经研发出拥有完全自主知识产权的骨科手术机器人，该机器人能够达到亚毫米级的定位精度。基于其超高的技术和精准度，该机器人可以实现精准的内固定术，适应症范围也非常广泛，包括四肢、骨盆、脊柱全节段（颈、胸、腰、骶）等躯体位置。

该公司的核心产品是天玑骨科机器人，该机器人能够实现简单化、标准化、微创化的骨科手术，可以显著提升手术成功率。此外，该机器人能够兼容 2D 和 3D 的手术规划模式，使手术规划更加科学合理，从而提升患者的手术体验。

妙手机器人科技集团公司

妙手机器人科技集团公司是由多个机器人公司组成的产业链，隶属于南京妙手机电科技有限公司。该公司的主营业务包括智能人形机器人的设计、生产和销售，致力于研发智勇双全的人形机器人，可服务的领域包括医疗服务、生产制造、交通运输等。主要产品有医疗机器人、工业机器人、服务机器人和科教机器人，并且每种机器人都具备多种功能，具体如下。

- **医疗机器人**：用于辅助医生开展手术、康复治疗、药疗等。
- **工业机器人**：用于工业产品的加工及运输等。
- **服务机器人**：在家庭、商场、商务活动、医疗等方面提供智能化服务。
- **科教机器人**：用于辅助教师教学、学生学习等。

重庆金山科技有限公司

重庆金山科技有限公司是一家国家级的高新技术企业，其主营业务包括数字化医疗设备的研发、生产、营销、服务，主要产品有胶囊内镜、电子内镜、全自动导航磁控胶囊式内窥镜系统 RC100、食道阻抗 -pH 联合监测系统、氩气高频电刀等。这些智能化医疗器械在全球范围内处于领先水平。

该公司的胶囊内镜以 OMOM 胶囊内镜最为出名，它实际上是一种腹胸腔手术机器人，主要功能是检测和诊断消化道疾病，或用于消化道体检，具有无创无痛、安全可靠、易于操作的优势。基于这几项优点，胶囊内镜将具有广阔的应用前景。

 医疗辅助机器人的应用与代表企业

医疗辅助机器人能够在医疗过程中提供辅助的智能化医疗机器装置，其应用能够有效提升医护人员的技术能力，并优化医护资源配置，从而提升医护质量和效率。医疗辅助机器人种类多样，能够在诊疗过程的各个环节起到不同的作用，满足患者的个性化需求，为患者提供"一站式"综合医疗服务。

现阶段，我国的医疗科技公司已经研发出多种不同功能的医疗辅助机器人，包括胶囊内镜机器人、采血机器人、诊疗机器人、输液配药机器人等，主要涵盖的应用领域有医疗检查、辅助诊疗、药物管理等。

- **胶囊内镜机器人**：一种微型无创无痛的智能化医疗设备，可被患者吞入胃腔内，主要用于患者肠胃检查。
- **采血机器人**：一种微创采血设备，主要借助红外线和超声波成像技术，精准定位毛细血管的位置，并通过微型采血泵完成自动化采血工作，提升采血过程的效率和安全性。
- **诊疗机器人**：一种基于人工智能的自动化诊疗设备，诊疗机器人能够学习和实践医疗知识，通过深度学习技术实现患者病症的智能化诊断，提升诊疗效率，其主要具备辅助诊疗、智能问诊、电子病历等功能。
- **输液配药机器人**：通过语言识别技术和深度学习技术提供智能化、自动化输液配药过程，大幅提升患者的就诊体验。

现阶段，我国医疗辅助机器人领域的先进企业包括深圳市桑谷医疗机器人有限公司、北京万物语联技术有限公司、北京迈纳士手术机器人技术有限公司、安翰科技股份有限公司等。

深圳市桑谷医疗机器人有限公司

深圳市桑谷医疗机器人有限公司成立于 2010 年，主营业务包括机器人相关的技术和软件的开发、销售，主要产品为智能配药机器人。智能配药机器人涉及的技术包括人工智能技术、传感器识别技术、体积算法、多臂协同交互调配等，该机器人可以通过特定的技术组合来实现药物精准配送。

现阶段，该公司已经推出第七代智能配药机器人，并将其命名为 IDolphin7（海豚 7）。该设备具备全自动调配、关键步骤自动检测反馈、独立控制程序、深度学习能力、全流程可追溯等性能，能够实现高速率、高精准度、大剂量、自动化的药物配送。在人工智能等技术的支持下，该设备能够一次性调配 85 支药瓶（包括 64 支西林瓶和 21 支安瓿瓶）、6 袋母液及 12 支溶药器，药品调配速度为每支 10 ～ 21 秒，母液调配速度达每小时 36 袋，能够显著提升医疗服务的效率。

北京万物语联技术有限公司

北京万物语联技术有限公司是一家具有完全自主知识产权的高新技术公司，主要从事医疗健康领域的技术和知识运营服务。该公司通过对云计算、W3C 语义等技术的融合分析应用，取得了两项世界瞩目的研究成果。一项是研发了具备自我认知学习能力的 SEMIOE 生物元引擎技术，该技术能够对复杂数据进行自主学习和理解，并将其转化成结构化知识；另一项是创建了万物语联智能系统，该系统能够实现智能化医疗设备和个人大数据的标准化管理，并提供智能化的医疗产品和服务。

该公司的核心产品是语联医生机器人，该机器人是一款基于大数据、人工智能、云计算、认知物联网等技术的产品，具备对话、看护等功能，并且能够根据患者的实时数据提供辅助医疗方案，可以代替医生完成大部分高重复性的工作，大幅提升医护效率。此外，该机器人能够为医护人员提供全球范围内的指定知识源，不断扩充医护人员的知识储备。

北京迈纳士手术机器人技术有限公司

北京迈纳士手术机器人技术有限公司成立于 2014 年，是一家具有完全自主知识产权的高科技公司。该公司的核心产品是智能穿刺采血机器人，主营业务包括智能穿刺采血机器人的研发、生产和销售。智能穿刺采血机器人能够实现血液样本的信息化、智能化、标准化采集，既可以提升血液样本质量，提升采血效率，同时还能够实现血液样本管理自动化。

在具体工作流程中，患者先将就诊卡放到采血机器人的固定位置进行信息扫描，机器人识别患者身份后再进行下一步的采血工作。采血时，患者将手臂伸入采血窗口，机器人会对患者的手臂进行压脉并自动固定，然后对手臂内的血管进行智能化扫描和定位，确定穿刺位置后进行喷淋消毒，然后以合适的姿态和角度进行穿刺，按照项目用血量进行自动化抽血，同时将血液样本注入不同的采血管中，采血完成后自动在穿刺位置粘贴止血贴。最后采血管会自动收集并摇匀。

这种智能穿刺采血机器人具有以下优势。

- 无须人工参与，避免感染。
- 实现医患隔离，利于医院开展疫情疾控。
- 采血流程标准化、自动化。
- 封闭无痛采血。
- 穿刺成功率高，避免二次伤害。

安翰科技股份有限公司

安翰科技股份有限公司成立于 2009 年，主营业务包括医疗器械的研发、生产和销售，以及技术咨询、技术服务等，其中，医疗器械以消化道健康领域为主。主要产品是安翰磁控胶囊胃镜机器人，该机器人由上消化道胶囊内窥镜和巡航胶囊内窥镜控制设备组成。目前该机器人已在全国各地的数百家医疗机构内投入应用。

安翰磁控胶囊胃镜机器人的出现，改变了传统插管做胃镜的消化道检查模式。在具体工作过程中，该胶囊机器人可被患者吞下，并在上消化道、胃部、肠道等部位持续工作，对消化道进行舒适化、系统化、全方位的精确检查。该机器人不仅能够有效提升消化道检查的效率和准确性，而且不会给患者带来痛苦。此外，这种机器人是一次性设备，不会被重复利用，避免了交叉感染的情况，而且在使用完毕后医院会进行统一处理，不会对环境造成污染。

 ## 康复机器人的应用与代表企业

康复机器人是康复医学领域的重要医疗设备，也是医疗机器人的一个重要分支。康复机器人整合了康复医学、机械学、机械力学、生物力学、计算机科学、机器人学等诸多领域的技术和知识，推动了康复医学和相关领域的发展和创新。

现阶段，康复机器人已被应用于康复护理、假肢及康复医疗等领域，主要功能有康复治疗、减轻劳动强度、助残行走、负重行走等，以辅助患者完成相应的肢体动作。目前已有的康复机器人主要有 4 种类型，分别为功能恢复型机器人、功能辅助型机器人、功能替代型机器人、功能恢复与辅助综合型机器人。

康复机器人投入应用，能够代替医护人员对患者进行康复治疗，并且其可以实现量化生产，从而保证每个患者都有自己独立的康复机器人，同时，机器人能够时刻与患者保持连接，随时为患者提供康复治疗服务。这不仅能够提升患者的康复服务体验和康复治疗效果，而且能够实现医护人员和医疗资源的优化配置，大大提升医疗效率。目前，已有部分国家实现了康复机器人的规模化应用。

现阶段，我国在康复机器人的研究方面也取得了较为显著的成绩，其中北京大艾机器人科技有限公司、上海傅利叶智能科技有限公司、上海尖叫智能科技有限公司、深圳睿瀚医疗科技有限公司、深圳市迈步机器人科技有限公司最有代表性。

北京大艾机器人科技有限公司

北京大艾机器人科技有限公司是一家医疗机器人公司，主营业务包括康复机器人软硬件产品的研发、生产、销售和服务，主要产品有外骨骼机器人、学步减重康复机器人等，其核心产品为被叫作"艾动"和"艾康"的下肢外骨骼康复机器人。大艾机器人面向的患者极其广泛，针对各个年龄段的用户都有相应的机器人产品，而且适用于各种原因导致的下肢运动障碍人群，例如骨折术后患者、人工关节置换患者、脑损伤患者、脊髓损伤患者等。

在使用过程中，康复人员需要将患者固定在大艾机器人上，并在机器人的智能化系统中输入患者的基本信息（性别、年龄、身高、体重等）和康复信息（患者部位信息、康复治疗方案等），大艾机器人便可以自动运作，为患者提供全支撑真实行走训练，同时实现康复训练、辅助行走等功能。

上海傅利叶智能科技有限公司

上海傅利叶智能科技有限公司成立于 2015 年，主营业务包括医疗器械的研发、生产和销售及技术开发、技术服务、技术咨询等。目前该公司已在全球范围内建立起产品和技术的研发、生产和服务网络，致力于为用户提供优质的康复服务，推动全球康复事业的发展。

现阶段，该公司自主研发了下肢骨骼机器人 Fourier X1 和上肢协作型康复机器人 Fourier M2，实现了肢体康复医疗的重大突破。Fourier X1 基于智能感知和交互技术，为患者提供肢体"触觉"，使患者能够感知自己的活动；Fourier M2 具备力反馈技术，能够帮助患者实现主动康复训练，Fourier M2 已在全国 20 多个城市投入应用。

上海尖叫智能科技有限公司

上海尖叫智能科技有限公司是一家提供智能应用产品的科技企业，其主营业务包括技术方案研发和技术产品化，其中主要涉及的技术包括智能感应技术、无线接入技术、无线数传技术和无线测控技术等。在医疗领域，该公司主要研发基于人工智能的外骨骼辅助机器人，用于帮助患者恢复健康或获得更加强壮的身体。

现阶段，该公司主要的医疗产品有下肢外骨骼机器人和腰部外骨骼机器人。下肢外骨骼机器人能够为下肢具有疾病或损伤的患者提供助力和康复训练，该机器人内部设有蓄电池，充满电可以工作 5 天左右，便于患者在家进行康复训练。腰部骨骼机器人主要为腰部损伤患者提供助力和康复训练。

深圳睿瀚医疗科技有限公司

深圳睿瀚医疗科技有限公司是一家专注于智能康复机器人研发、生产和销售的高端智能制造企业。该公司主要研发手部康复机器人，主要产品有"睿瀚Ⅰ、Ⅱ、Ⅲ型"三大类手部康复机器人，主要面向由中风引起的手部运动功能有障碍的患者。

手部康复机器人能够基于机器人技术和脑电波控制技术，对患者的受损神经进行修复，并完成手部运动康复训练。现阶段，睿瀚康复机器人正在进行临床应用试验，并且应用效果较为可观，有望在未来实现规模化应用。

深圳市迈步机器人科技有限公司

深圳市迈步机器人科技有限公司成立于 2016 年，主营业务包括外骨骼机器人的研发、生产和销售，主要产品有下肢康复机器人、手部外骨骼机器人、助行机器人。该公司的核心技术是基于柔性驱动器的机器人交互技术，该技术使康复机器人摆脱了传统的力传感器，能够在实现精准力反馈的前提下，为患者提供更加舒适的人机交互。

该公司的康复机器人主要针对上肢运动和下肢运动进行康复训练。其核心产品 BEAR-A1 能够为脊髓损伤患者及脑卒中患者提供主动式康复训练，最大限度地提升患者的生活质量。

 医疗服务机器人的应用与代表企业

医疗服务机器人是一种用于辅助医疗健康服务的智能机器人，能够为患者提供医疗、救援、康复等服务，为医生提供便捷、智能的医疗手段，从而提升国内的医疗水准和效率。

现阶段，我国的社会发展水平显著提升，人们对个性化、便捷化的医疗健康服务的需求也随之攀升，而医疗服务机器人的出现恰好可以满足这一需求。另外，我国的医护人力相对欠缺，医疗服务机器人的大规模投入应用可以有效缓解这一问题，因此，我国医疗服务机器人将迎来广阔的发展前景。

护理机器人

护理机器人通常具备智能感知功能和搬运功能，能够感知用户的身体信息变化，为用户提供身体上的护理服务，通常适用于老年群体及身患疾病的人群。医疗护理机器人可以分为家庭医疗护理机器人和医院护理机器人。

（1）家庭医疗护理机器人

家庭医疗护理机器人主要面向老年群体，能够将医院、医生、药店汇集起来，并在自身内部创建智能化的健康医疗服务平台，为老年人提供便捷的医护服务。在老年人身体出现不适时，家庭医疗护理机器人会自动联系医生或拨打急救电话，也可以根据老年人的身体数据精准匹配预先设定好的药方，并自动进行线上买药，为老年人提供便捷的医疗护理服务。

例如，深圳旗瀚科技有限公司研发的三宝机器人是一款基于人工智能的平台型服务机器人，其涉及的技术包括人脸检测和识别、语义理解和执行、自动充电、自主声源定位、自主行走与避障、智能保镖策略等，并且拥有60多颗sensor芯片，具备"看""听""触""嗅"多项感知能力，能够实现对周围环境的全方位精准感知，从而为老年人提供精致周到的家庭服务，具体包括日常起居和医疗护理等。

在医疗护理方面，三宝机器人还能够实现线上自动买药功能，并为老年人提供用药提醒等服务。

（2）医院护理机器人

医院护理机器人种类较多，其应用场景也十分广泛，不同类型、不同功能的机器人能够应用于不同的医护场景中，例如，设备运送机器人可以高效运送各类医疗设备，消毒机器人可以对医院进行全天候、全区域杀菌消毒处理，医护机器人可以24小时看管患者等。

医院护理机器人的应用既可以帮助医院摆脱医护人力不足的困境，也可以为医护人员和患者提供高效的医疗服务，还能完成人工无法完成的医疗工作，从而全面提升医疗效率。

例如，上海钛米机器人股份有限公司研发的钛米机器人不仅可以精准、实时地采集患者的身体数据，便于医生根据这些数据精准诊断患者的病情，并提供治疗方案，而且可以根据医生提供的治疗方案为患者提供及时的配药服务或输液服务等，保证病症能够得到及时治疗，提升患者的就诊体验。

此外，钛米机器人还能为用户提供"一站式"体检服务、康复护理服务等，全面提升医院的医疗效率和患者的医疗体验。

另外，沈阳新松机器人自动化股份有限公司推出了老人陪护机，妙手机器人科技集团公司也打造了一系列不同功能的妙手服务机器人。这些机器人能够有效减轻医护人员的工作压力，同时提升患者的就医体验。

远程医疗服务机器人

远程医疗服务机器人是一种能够为患者提供远程医疗服务的机器人，其能够突破时间和地域的限制，随时随地为患者提供医疗服务。远程医疗服务机器人的应用能够有效促进先进医疗资源的优化配置，从而实现城乡医疗事业的均衡发展。

现阶段，我国人口老龄化不断加剧，且绝大多数老年人患有多种慢性病症。在远程会议、视频通话等的启示下，很多机器人公司开始研发远程医疗服务机器人。远程医疗服务机器人不仅可以为老年人提供便捷的医疗护理服务，还能够动态监测老年人的身体状况，并将信息实时传输给医生，从而保证老年人在疾病发作时能够在第一时间内得到治疗。此外，远程医疗服务机器人还能够根据老年人的身体情况提供疾病预防方案，保障老年人的身体健康。

例如，北京远程视界机器人科技有限公司研发了萌萌家庭机器人，该机器人允许移动用户终端（智能手机等）接入其系统，并通过与用户终端的连接为用户提供远程会诊、远程咨询等服务。现阶段，萌萌家庭机器人已经在全国多个省（自治区、直辖市）的医院、药店及医疗机构等投入应用。

防疫服务机器人

防疫服务机器人能够代替人工完成大量重复性的工作，提升防疫工作效率，同时能够降低人体被感染的风险。疫情不仅制约了全球经济的发展，而且也加剧了防疫工作的压力，例如日常消毒、公共场所进出测温、常态化的核酸检测等，均需要消耗大量的人力和时间成本。根据不同的场景和功能，防疫机器人可以分为多种类型，具体如下。

- **测温巡查机器人**：这是一种基于5G、红外热成像、数据比对等技术的机器人，其能够实时、准确地测量人的体温，并且可以同时进行多人体温测量，通常配置在医院、商场、办公楼等公共场所。
- **送餐送药机器人**：这种机器人内部会设置自主导航系统，其能够根据用户地址自助选取最佳配送路线，实现高效、精准的无接触配送，并且在配送完成后自动进行全方位消毒处理，在确保全面杀毒后进行下一轮的配送工作。这种机器人既可以满足疫情防控要求，又能为人们的日常生活提供物资保障。
- **宣传机器人**：宣传机器人通常设置在防疫一线及公共场所，能够替代人工宣传防疫知识，同时可以与人们互动，为人们答疑解惑。
- **远程问诊机器人**：这种机器人可以实现医生和患者的远程连接，为患者提供远程问诊服务，既能实现患者病情的及时治疗，又能避免医患直接接触，从而大幅降低疫情传播风险。
- **疫情防控机器人**：这种机器人具备自动拨打电话和发送信息的功能，能够代替人工完成电话回访或上门访问的工作，可以提升疫情防控效率。此外，这种机器人还能实现全面、精准的疫情筛查工作，能够借助定位技术实现感染者的足迹追踪，降低疫情扩散风险。

功能各异的防疫服务机器人不仅可以满足疫情防控的要求，而且能够为人们的基本生活需求提供保障，同时还能大幅提升防疫工作的效率。随着人工智能等技术的进步，防疫服务机器人的功能将更加完善，工作效率将进一步提升，并将被广泛应用于多个领域，为人们的生活带来更多的便利。

第 19 章　可穿戴医疗：个性化精准医疗模式

可穿戴医疗的概念与特征

可穿戴医疗器械一般需要通过佩戴或穿戴等方式贴附在皮肤表面，对人体的生理参数进行动态监测，向用户及时反馈其身体状况，帮助用户及时发现健康隐患。

近年来，随着人们的健康需求不断提升，可穿戴医疗器械获得了广泛关注。从现实层面来讲，大力发展可穿戴医疗器械有两个好处：一是可以推动医疗健康行业快速发展，帮助人们以更加科学的方式进行健康管理；二是可以提高我国的创新能力，提高我国在全球医疗器械市场上的竞争力。

可穿戴医疗的概念

可穿戴医疗器械指的是可以直接穿戴在身上的便携式医疗或健康电子设备，可以感知用户的身体健康状况并将其记录下来，进行分析，在必要的情况下进行干预，达到治疗疾病或者维护健康的目的。具体来看，可穿戴医疗器械的真正价值在于植入人体、绑定人体，对人体的身体运行状况、新陈代谢情况、运动状况等进行动态监测，将用户的生命体征转化为有价值的数据，进行存储、分析与应用。

目前，常见的医疗级别的可穿戴医疗器械有以下两种。

- 一种来自对传统医疗器械的改造，赋予传统医疗器械携带方便、可穿戴等特点，同时增强其体征感知能力，添加数据记录、传输与分析功能及健康干预与调控等功能，对用户的体温、血糖、血压、心电等生理参数进行实时监测。
- 另一种是在人们常用的穿戴物品（例如眼镜、手表、头盔等）中融入健康管理功能，对用户的生理参数进行实时监测，但因为这类产品获得的数据准确度比较低，所以无法作为医学诊断的依据。近年来，随着相关技术不断发展，一些智能手表的专业性与可靠性有了大幅提升，部分产品还获得了国家药品监督管理局的医疗器械资质认证。

可穿戴医疗的特征

可穿戴医疗器械的特征如图 19-1 所示。

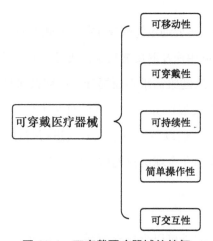

图 19-1　可穿戴医疗器械的特征

（1）可移动性

可穿戴医疗器械具有比较强的移动性，可以满足用户在运动状态下的使用需求，这一点与传统便携式医疗设备只能在固定状态下工作有着本质区别。

（2）可穿戴性

可穿戴医疗器械可以穿戴在身上，携带更加方便，而且可以将人体环境作为物理支撑环境，创建更和谐的人机关系。

（3）可持续性

可穿戴医疗器械具有可持续性，可以长时间保持备用状态，随时响应用户需求，做到"人机合一，以人为本"。

（4）简单操作性

可穿戴医疗器械操作简单，用户需要做的工作就是将其穿戴在身上，不需要任何其他操作。可穿戴医疗器械接触人体之后，就会通过传感器采集人体的生理数据，并通过无线网络将数据传输至中央处理器，再通过中央处理器将数据传输至医疗中心，为医生分析患者病情、拟定治疗方案提供参考。

（5）可交互性

人机交互是可穿戴医疗器械的必备功能，具体来说就是可穿戴医疗器械不仅要对人体健康指标（包括血糖、血压、心率、血氧含量、体温、呼吸频率等）进行实时监测，还要将收集到的数据通过显示仪器反馈出来，为设备安全、稳定、高效率的运行提供强有力的保障，这是可穿戴医疗器械最有特色、最具应用潜力的一个特征。

 ## 可穿戴医疗的核心技术

可穿戴医疗的核心技术如图 19-2 所示。

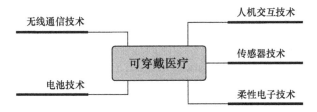

图 19-2　可穿戴医疗的核心技术

人机交互技术

人机交互技术指的是人与计算机借助特定的方式进行信息交换。随着

GUI[1] 不断发展，人们的工作、生活已经离不开各种桌面应用软件及网页浏览器，用于语音识别与合成的语音用户界面也逐渐得到广泛应用。

对于用户来说，任何用户界面都必须具备操作简单、便捷的优点。因为智能可穿戴设备面向的是普通的用户群体及日常的生活场景，需要开展高频率的交互，所以其操作不能太复杂，使用起来必须简单、方便。

智能可穿戴设备使用频率较高，这使其使用的人机交互技术需要满足两点要求，一是方便用户更好地控制设备，二是让设备更准确、更全面地理解用户需求。人机交互技术的类型有很多，可以分为眼控交互技术、语音交互技术、体感交互技术、VR/AR 交互技术、骨传导交互技术、脑波交互技术 6 种。

传感器技术

传感器其实是一种换能器，可以将自然界中的非电信号转换为电信号，具备微型化、数字化、智能化、多功能化、系统化、网络化的特点，是智能可穿戴设备必不可少的器件。在实际应用中，智能可穿戴设备使用的传感器类型非常多，可以根据使用场景划分为三大类，即运动传感器、生物传感器和环境传感器。智能可穿戴设备使用的传感器分类见表 19-1。

表19-1　智能可穿戴设备使用的传感器分类

分类	运动传感器	生物传感器	环境传感器
细分类别	陀螺仪、磁力计、加速度计、压力传感器等	体温、肌电、心电、血压、血糖、脑电波传感器等	环境光、紫外线、温湿度、气压传感器等
主要功能	人机交互、运动检测、导航、娱乐等	健康和医疗监控等	环境监测、天气预报、健康提醒等

柔性电子技术

柔性电子技术的应用使可穿戴设备使用起来更加灵活、延展性更强，可以

---

1 GUI（Graphical User Interface，图形用户界面）：又称图形用户接口，是指采用图形方式显示的计算机操作用户界面。

更好地适应不同的工作环境，根据客户要求完成形变。在具体实践中，柔性可穿戴电子系统有着广阔的应用空间，可以应用于电子皮肤、可穿戴心脏除颤器、柔性导电织物键盘、可穿戴式心电呼吸传感器、笔状可卷曲显示器、柔性压力监测鞋垫、薄膜晶体管和透明薄膜柔性门电路等多个领域，为健康医疗监测系统的创建提供强有力的支持。

电池技术

随着智能可穿戴设备的应用范围越来越广，电池续航能力成为消费者评价智能可穿戴设备性能的重要指标。目前，智能可穿戴设备使用的电池主要有 4 类，分别为能量收集器、锂离子电池、薄膜电池、石墨烯电池。其中，石墨烯电池的能量密度最高，电量存储能力最强。随着相关技术与产品逐渐成熟，石墨烯电池有望实现广泛应用。

无线通信技术

很多智能可穿戴设备需要借助移动终端接收并传送数据，这就对无线通信技术提出了比较高的要求。对于智能可穿戴设备来说，短距离的无线通信技术更适合用户之间、智能可穿戴设备与其他便捷式电子设备之间进行数据交换。目前，智能可穿戴设备使用的短距离无线通信技术主要包括 WLAN、蓝牙、RFID 等。

 可穿戴医疗的应用场景

随着相关技术不断发展，可穿戴医疗器械的产品种类越来越多。从产品用途的角度来看，常见的产品有连续式血糖监测仪、心电图监测仪、脉搏血氧仪、血压监测仪、助听器、药物输送仪、除颤仪等；从产品形态方面来看，常见的产品有智能眼镜、智能手表、智能手环、智能头盔、智能监测仪、智能护腕、智能臂环、智能皮肤、智能纽扣等，这些设备可以借助互联网与各种应用软件相连，让患者对自身的健康状况进行实时监测。

可穿戴医疗器械的应用场景

可穿戴医疗器械在健康监测、疾病治疗、远程康复三大场景中实现了广泛应用，具体分析如下。

（1）健康监测

可穿戴医疗器械可以对心电、体温、血糖、血压、血氧、睡眠、呼吸等人体生命指标进行实时监测，将获取的数据与正常数据进行对比，对人体的健康状况进行分析。

（2）疾病治疗

可穿戴医疗器械在疾病治疗领域有着广阔的应用空间，例如穿戴式体外自动除颤仪可以在心脏病患者发病时自动除颤，为抢救争取更多时间；手部外骨骼机器人、上肢外骨骼机器人、下肢外骨骼机器人等穿戴式外骨骼康复辅具可以帮助患者进行康复训练，降低康复训练成本，提高康复训练效果。

（3）远程康复

可穿戴医疗器械可以指导患者在家中进行康复，并实时监测患者的生理特征，把控患者病情，以免患者在康复过程中发生意外。

可穿戴医疗产品分类

智能可穿戴设备可以分为两种，一种是消费级智能可穿戴设备，另一种是医用级智能可穿戴设备。前者可以对佩戴者的运动量、心率、呼吸睡眠、热量消耗、体脂测量等指标进行动态监测，适用于普通健身爱好者，可以帮助他们实时了解自己的健康状况；后者可以对佩戴者的体温、血压、血糖、供氧、心电等体征数据进行动态监测，适用于患有某种类型疾病的人群，一方面可以确保患者的各项健康指标都在正常的范围内，能够有效防范健康风险，另一方面可以对患者的饮食、活动等进行指导并实施干预治疗，从而保证治疗效果。

（1）消费级智能可穿戴设备

消费级智能可穿戴设备由于技术门槛不高，用户群体广，市场空间大，所以吸引了很多企业布局，比较有代表性的企业包括苹果、小米、华为、三星、谷歌、索尼等。这些企业开发出了各式各样的产品，除了常规的智能手表、智能手环、智能耳机，还有一些非常规的产品，例如智能书包、智能服装、智能鞋袜等。在目前的市场上，常规产品占据着主流地位，非常规产品的占比不是很高。

（2）医用级智能可穿戴设备

根据具体的用途，医用智能可穿戴设备可以划分为两类，一类是慢性病监测类智能可穿戴设备，另一类是干预治疗类智能可穿戴设备。

- **慢性病监测类智能可穿戴设备**：主要用来对某一种慢性病进行持续监测，具有强大的监测预警功能，可以满足慢性病患者的日常医疗需求，为慢性病患者提供健康管理服务。
- **干预治疗类智能可穿戴设备**：目前主要聚焦慢性病治疗、神经系统康复护理、骨科术后康复应用等领域。例如，在糖尿病、高血压、心力衰竭等慢性病治疗领域，已有医疗器械厂商开发出间歇式震颤监测系统、人工胰腺系统等产品，能够帮助患者在家做好健康管理，节省治疗费用。

在神经系统康复护理、骨科术后康复护理等领域，智能可穿戴设备也可以通过对用户的步态、关节活动度及关节支撑情况进行监测，对用户身体的运动功能及术后康复效果进行评估。此外，机械外骨骼可以为患者提供支撑，提高患者的移动能力，缩短术后恢复周期。

 ## 国内可穿戴医疗领域的案例实践

随着数字经济时代的到来、老龄化程度的加深及新医改的深入发展，我国医疗领域的数字化建设不断向高质量发展。其中，可穿戴型医疗作为智慧医疗的重要组成部分，在政策的推动和资本的关注下正处于高速发展阶段。

九安医疗：布局移动医疗和健康大数据

天津九安医疗电子股份有限公司（以下简称"九安医疗"）成立于 1995 年，专注于健康类电子产品及智能硬件的研发与生产，搭建了基于智能硬件、移动应用和云端服务的个人健康管理云平台。

2010 年 6 月，九安医疗在中小板上市，转变发展战略，开始致力于研发可穿戴设备及智能硬件，并以此为切入点在移动医疗和健康大数据领域布局，围绕用户创建健康生态系统。此后，九安医疗陆续发布涵盖血压、血糖、血氧、心电、心率、体重、体脂、睡眠、运动等领域的个人健康类可穿戴设备，采集用户的健康数据，帮助用户做好健康监测与管理。

除了研发用户端的健康监测产品，九安医疗还聚焦医生端开发专业的监测工具，推出 iHealthPro 产品线，可以辅助医生采集患者的动态血压、上下肢血压、心电、血氧等数据，为医生的临床诊疗提供充足的数据支持。

从为患者提供健康管理工具，到为医生提供智能诊疗工具，九安医疗逐渐转变商业模式，从商对客电子商务模式转向了企业对企业的模式。

宝莱特：深耕家庭保健与智能医疗

成立于 1993 年的广东宝莱特医用科技股份有限公司（以下简称"宝莱特"），早期主要生产销售医疗监护仪器及配件。2014 年 5 月，宝莱特成立珠海市微康科技有限公司（以下简称"微康科技"），开始进军家庭保健与智能医疗行业。

微康科技借助宝特莱在传统医疗监护仪器生产领域积累的经验，与临床需求相结合，专注于研发生产小型智能可穿戴式家用医疗器械，并在各个细分领域深耕。例如，在婴幼儿健康管理领域，维康科技在 2014 年发布了一款智能可穿戴式体温计——育儿宝，该产品可以对孩子的体温进行持续监测。如果孩子的体温过高，育儿宝会通过声音、短信等方式发出提醒。

此后，微康科技围绕婴幼儿健康管理发布了一系列智能可穿戴设备，包括育儿宝智能体温计、胎心机器人、智能血压计、成人手指血氧仪、儿童手指血氧仪等，为婴幼儿健康管理提供了有效的支持与辅助。

糖护士：打造"一站式"糖尿病治疗管理平台

北京糖护科技有限公司（以下简称"糖护士"）以"科技改变糖尿病"为宗旨，致力于利用智能设备、人机智能、远程服务三位一体的科技手段帮助糖尿病患者进行血糖监测，将血糖测量结果保存下来实现共享，提醒患者按时服药，指导患者养成健康的生活习惯。截至 2021 年年初，糖护士已经汇聚了 200 多万个注册用户，成为国内最大的糖尿病患者平台，并将患者的血糖监测频率提高到了 42.2%。

糖护士自成立以来就专注于糖尿病领域，在该领域深耕，形成了重度垂直闭环，利用专业的智能可穿戴医疗设备改变了糖尿病患者的依从性。在产品方面，糖护士推出具备自动记录、血糖曲线生成、海量糖尿病知识、社区交流、IDSS 智能决策等功能的"App+ 医疗器械"智能血糖仪，并利用智能医疗设备、应用软件、健康服务等为糖尿病患者打造了一个"一站式"治疗管理平台。

在商业模式构建方面，糖护士一方面自建实体医院，另一方面推出互联网诊疗，为患者提供健康监测、健康管理、在线复诊、线上开具处方、线上购买药品等服务，实现了闭环管理。同时，糖护士与制造企业、健康管理机构、保险企业及零售企业合作，打造生态链，并助力生态链内的企业持续实现利润增长。例如，糖护士与泰康人寿合作，凭借完善的糖尿病治疗解决方案，支持泰康人寿推出首款允许客户带病投保的糖尿病险产品"泰康甜蜜人生 A 款"，不仅进一步完善了自身的生态链，而且为泰康人寿增加了一条盈利渠道。

南京熙健：院外便携式智能心电监测市场领军者

南京熙健信息技术有限公司（以下简称"南京熙健"）成立于 2013 年，自成立以来始终专注于心电领域，推出多款医用级可穿戴心电监测设备、移动

App、智能分析大数据云平台及众多心血管医疗领域的服务资源，为医生、患者、亚健康人群提供专业的心脏健康管理服务。

南京熙健打造的核心产品——"掌上心电"监测仪获得了我国国家食品药品监督管理总局和欧盟 CE 双认证。该产品主要面向社区人群、准备出院的患者及高风险人群，以心律失常患者为重点服务对象，致力于成为与血糖仪、血压计等类似的家庭常备健康监测仪器，走入千家万户。

在发展过程中，南京熙健不断升级产品与服务，其心电监测设备的类型与款式不断增多，移动 App 的功能持续丰富，并创建了智能分析大数据云平台。借助便携式心电监测设备，南京熙健将患者与医生连接在一起，利用移动 App 帮助医生创建患者群，与患者建立稳定的诊疗关系，成为患者的家庭医生，并改变病发后的诊疗模式，大力推广"前期预防 + 随访"的模式，带给患者更优质的诊疗体验。